LEÇONS

DE

CLINIQUE MÉDICALE

PROFESSÉES

A L'HOPITAL DE LA PITIÉ

LES LEÇONS DONT LES TITRES SUIVENT

ONT ÉTÉ PUBLIÉES ANTÉRIEUREMENT A CE FASCICULE.

EMPLOI DE LA TEINTURE D'IODE DANS LE TRAITEMENT DES ULCÉRATIONS DU COL DE L'UTÉRUS. (*Bulletin de thérapeutique*, 1865.)

ANÉVRYSME ARTÉRIOSO-VEINEUX DE LA CROSSE DE L'AORTE ET DE LA VEINE CAVE SUPÉRIEURE. (*Union Médicale*, 21 septembre 1865.)

TACHES ET ÉRUPTIONS DE LA FIÈVRE TYPHOÏDE. (*Gazette des hôpitaux*, 7 décembre 1865).

DE L'INTOXICATION PAR LE SULFURE DE CARBONE CHEZ LES OUVRIERS EMPLOYÉS A LA VULCANISATION DU CAOUTCHOUC. (*Union Médicale*, 22 février 1866.)

TRAITEMENT DE LA PLEURÉSIE. — INDICATION DE LA THORACENTÈSE. — EMPLOI DU TARTRE STIBIÉ A HAUTE DOSE. (*Gazette aes hôpitaux*, février 1866.)

TRAITEMENT DE LA PNEUMONIE PAR LA DIGITALE. (*Bulletin de thérapeutique*, 1866.)

DE LA MÉTRITE SIMPLE PARENCHYMATEUSE. (*Union Médicale*, 20 novembre 1866.)

DES INFLAMMATIONS DE L'UTÉRUS CHEZ LES FILLES VIERGES.

DES MALADIES CAUSÉES PAR LE MERCURE. (*Union Médicale*, avril 1867.)

TRAITEMENT DU CANCER DE L'UTÉRUS PAR LES INJECTIONS CAUSTIQUES DANS L'ÉPAISSEUR DES TISSUS. (*Gazette des hôpitaux*.)

DYSPEPSIE PAR DÉFAUT D'ACIDITÉ DU SUC GASTRIQUE. (*Gazette des hôpitaux*, septembre 1868.)

DE L'OVARITE. (*Gazette des hôpitaux*, 1869.)

NÉVRALGIE GÉNÉRALE. (*Journal de médecine et de chirurgie pratiques*.)

DES PHLEGMONS PÉRI-NÉPHRÉTIQUES. (*Union Médicale*, 1870.)

HYDROPHOBIE RABIQUE. (*Revue photographique des hôpitaux*, janvier 1870.)

INTOXICATION CHRONIQUE PAR L'ÉTHER. (*Gazette des hôpitaux*, 1870.)

LEÇONS

DE

CLINIQUE MÉDICALE

PAR

T. GALLARD

Médecin de la Pitié, etc.

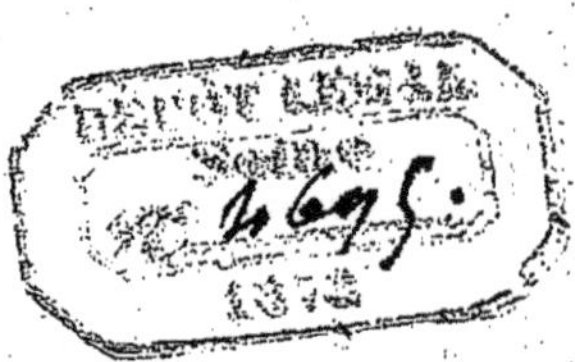

TROUBLES DIGESTIFS DANS L'ALCOOLISME

RÉTRÉCISSEMENT DE L'OESOPHAGE

BROMURE DE POTASSIUM DANS LA CHORÉE — DE LA VACCINE

HISTORIQUE DES MALADIES DES FEMMES

ABCÈS DU FOIE

PHLEGMON PÉRI-UTÉRIN — UTÉRUS DEFICIENS

PARIS

CHEZ J.-B. BAILLIÈRE ET FILS

Rue Hautefeuille, 19

—

1872

EXTRAIT

De l'Union Médicale (3ᵉ série), années 1870, 1871 et 1872.

Troubles Digestifs dus à l'Alcoolisme

Messieurs,

Une leçon d'ouverture est une sorte de profession de foi ou, si mieux vous aimez, un programme dans lequel le professeur a soin d'indiquer les bases principales de son enseignement, de faire connaître les principes qui le guident, de montrer la voie qu'il veut suivre et le but auquel il se propose d'atteindre. Une telle déclaration de principes est, à mon avis, indispensable de la part de celui qui se présente pour la première fois devant un auditoire auquel il est totalement inconnu. Permettez-moi de penser que de vous à moi semblable formalité est désormais inutile, et que tous ceux qui sont réunis dans cet amphithéâtre savent, non pas ce qui va y être dit, mais de quelle façon et dans quel esprit ce sera dit.

Nul de vous n'ignore, en effet, que, préoccupé surtout de ce qui est utile et pratique, je professe un profond dédain pour ce qu'il est permis d'appeler les futilités ou les simples curiosités de la science. Ce n'est pas que je fasse fi de ce qui est perfectionnement ou progrès, bien au contraire ; mais je n'accepte le perfectionnement que quand il est réel, véritable, quand il a fait ses preuves, et je suis trop sincèrement l'ami du progrès pour permettre à toutes les nouveautés ambitieuses d'en usurper le nom. Comme la science médicale doit avoir pour but suprême le traitement de l'homme malade, je ne reconnais de progrès véritable que celui qui nous permet de diriger ce traitement avec plus de certitude, soit en perfectionnant notre arsenal thérapeutique, soit en nous donnant les moyens de reconnaître plus facilement et plus vite la maladie en présence de laquelle nous nous trouvons, et, par suite, de la combattre avec plus d'efficacité. Si donc il m'était permis de paraphraser un mot trop souvent répété dans ces derniers temps, je vous dirais : *Tout pour la clinique et par la clinique,* telle doit être notre devise ; car la clinique est le dernier terme auquel doivent aboutir toutes nos connaissances médicales. Acceptons religieusement et recueillons avec reconnaissance tout ce qui peut lui devenir un auxiliaire utile, mais aussi rejetons avec empressement tout ce qui sera pour elle une cause d'embarras ou de retard.

Il y a un triage à faire, tout le monde en convient ; mais comment ce triage doit-il être fait ? C'est le point sur lequel je ne suis plus d'accord avec certains esprits, fort distingués du reste, et dont je suis tout le premier à admirer les brillantes qualités. Je pense, et je le dis bien haut, que le soin de ce triage appartient à vos maîtres, et non à vous. Vous apprenez une science, il est vrai, mais en même temps vous faites l'apprentissage d'un art qui sera pour vous une profession, et, dans l'exercice de cette profession, vous devez trouver un jour une rémunération de vos labeurs, en même temps que des sacrifices supportés par vos familles. Or, pour beaucoup d'entre vous, l'époque où vous pourrez recueillir le fruit de tous ces sacrifices est impatiemment attendue, et il est du devoir le plus étroit de ceux qui dirigent vos études de ne pas les prolonger sans nécessité au delà du terme rigoureusement nécessaire. Dès lors, ils doivent éliminer de leur enseignement tout ce qui n'a pas une utilité pratique parfaitement démontrée, et ne pas vous entraîner avec eux dans des recherches intéressantes sans doute, et qui conduiront peut-être un jour à la vérité, mais dont le résultat définitif est encore indécis et lointain, et dans lesquelles, chose plus grave, la vérité d'aujourd'hui se trouvera être l'erreur de demain.

Que diriez-vous d'un ingénieur qui, chargé de tracer une route, commencerait par en ouvrir les abords de façon à vous inviter à vous y engager, avant qu'elle ne fût terminée et alors qu'elle ne conduirait encore qu'à un précipice ou à une fondrière ? Certes, vous lui sauriez fort mauvais gré de vous avoir ainsi exposé à vous embourber, à vous casser le cou, ou tout au moins à perdre votre temps pour revenir sur vos pas. Vous savez cependant que ce chemin sera le plus court ; vous voyez le point auquel il doit aboutir, vous suivez de l'œil sa direction, et vous comprenez que le jour où il sera terminé il vous facilitera singulièrement ; mais, en attendant, vous trouvez tout naturel que l'ingénieur chargé de le construire s'en aille seul explorer les taillis ou les fourrés, sonder les marais, gravir les montagnes, et, si vous êtes pressés d'arriver, vous vous gardez bien de le suivre. Il le comprend, du reste, si bien qu'il place une barrière en travers de son chemin, tant qu'il n'est pas terminé de façon à pouvoir permettre une circulation large et facile. Pourquoi ne pas imiter cet ingénieur sage et prudent ? La barrière n'est pas assez élevée pour empêcher les flâneurs ou les touristes de passer, mais elle suffit pour indiquer aux gens pressés que, s'ils veulent être sûrs d'arriver, ils doivent encore prendre le grand tour. Ainsi ferons-nous, Messieurs. J'explorerai, comme c'est mon devoir, tous les chemins nouveaux qui pourront s'ouvrir devant vous ; mais ces excursions, je les ferai sans vous entraîner avec moi, car vous n'avez pas le loisir de courir les aventures, et, tant que la voie nouvelle ne sera pas parfaitement praticable, je considérerai comme un devoir de vous faire prendre l'ancienne route, un peu plus longue peut-être, mais par laquelle au moins on est certain d'arriver.

En comprenant ainsi la mission que je me suis donnée, je ne néglige, comme vous le voyez, l'étude d'aucune des doctrines, l'examen d'aucune des théories qui viennent encombrer la science, mais j'ai soin d'écarter de vous celles qui n'ont aucun intérêt pratique ; je vous épargne la connaissance des idées fausses qu'il vous faudrait rectifier plus tard, et je me borne à vous faire connaître, sans aucune exclusion systématique, les faits certains, acquis, rigoureusement démontrés, en vous indiquant les déductions utiles que vous pouvez en tirer. Je tiens surtout à vous rendre profitable l'enseignement, que vous venez puiser ici ; c'est pourquoi, au lieu de m'attacher à la description des maladies rares, extraordinaires, dont on trouve à peine un exemple dans le cours d'une année, et à propos desquelles il est si facile de faire étalage d'érudition ou de donner carrière à toute la verve de son imagination, je préfère vous parler simplement, humblement, prosaïquement, si vous voulez, des maladies les plus communes, les plus vulgaires, de celles que Chomel, — un de nos maîtres les plus justement vénérés, — appelait *les maladies de tous les jours*, parce que le praticien les rencontre à chaque instant dans sa clientèle, et que ce sont celles qu'il a le plus d'intérêt à bien connaître.

Les affections de l'estomac sont de ce nombre, et il importe que vous les étudiez dans leurs manifestations les plus diverses. Je resterai donc parfaitement dans mon programme en arrêtant aujourd'hui votre attention sur deux malades qui sont entrées depuis peu de temps à l'hôpital, et qui souffrent de vomissements dont nous allons déterminer ensemble la nature et la cause.

L'une de ces malades est couchée au n° 36 de notre salle Sainte-Geneviève. C'est une femme grande, forte, bien constituée, âgée de 38 ans, qui n'accuse d'autres symptômes morbides que des vomissements opiniâtres avec une douleur vive et persistante de l'épigastre. A son entrée, qui remonte au 17 de ce mois, elle présentait une légère teinte sub-ictérique aujourd'hui disparue. Les vomissements dont elle se plaint durent, dit-elle, depuis sept mois. Ils consistent en matières blanches, filantes, aqueuses, insipides ou très-légèrement acides qu'elle rend en quantité d'un verre environ tous les matins, à son réveil, et alors qu'elle est encore à jeun. Ces vomissements, qui d'abord avaient toujours lieu avant le premier repas, se sont plus tard renouvelés dans la journée, puis leur couleur s'est modifiée : ils sont devenus bilieux, jaunâtres ; enfin, l'état maladif allant toujours en s'aggravant, ils ont été constitués par des matières alimentaires. Alors la digestion était très-pénible et imparfaite ; la malade ne pouvait supporter que certains mets choisis et préparés à son goût, et encore ne pouvait-elle les digérer qu'à la condition d'observer un calme parfait après ses repas ; une émotion morale, même légère, suffisait pour provoquer une indigestion. Enfin, quelques jours avant son entrée à l'hôpital, ces vomissements devinrent tellement opiniâtres qu'il ne pouvait plus être ingéré aucune espèce d'aliments, ni même des boissons.

Il y a trois ans, cette femme fut, pendant plusieurs mois, soignée par Velpeau pour des vomissements semblables à ceux qu'elle présente aujourd'hui. Velpeau crut

devoir les rattacher d'abord à une grossesse commençante ; puis, voyant que l'hypothèse de la grossesse ne se confirmait pas, à un état pathologique des organes génitaux, qu'il aurait qualifié d'allongement du col de l'utérus. L'examen de ces organes
nous a fait reconnaître seulement un peu de métrite du col, avec ulcération follicu-
leuse, mais sans trace d'allongement d'aucune sorte. Comme nous ne trouvons aucune
altération ni aucun autre symptôme, soit du côté du péritoine, soit du côté des
organes pelviens, je ne crois pas utile d'insister plus longtemps sur ce point, et
je me borne à constater que la malade guérit au moins momentanément sous l'influence d'un bon régime, sans autre traitement spécial. Outre cette affection, ses
antécédents pathologiques consisteraient en une fluxion de poitrine, contractée il y a
quelques années, et en une fièvre typhoïde dont le début remonterait à un an ; mais,
si nous tenons compte des symptômes énumérés comme se rapportant à cette prétendue fièvre typhoïde, symptômes qui se seraient prolongés jusqu'à ce jour, il y a lieu
de penser que ce que la malade désigne sous ce nom n'était autre chose que les premières manifestations de l'affection dont elle est actuellement atteinte, et dont elle
avait eu une attaque antérieure à l'époque où elle était soignée par Velpeau.

Notre malade n'a pas de fièvre, la chaleur de sa peau est naturelle ; il n'y a ni
hypéresthésie ni analgésie ; nous trouvons cependant un peu de névralgie faciale à
gauche. Le ventre est mou, souple, sans aucune trace de tumeur. L'examen du tho-
rax ne révèle la présence de râles d'aucune nature. Les bruits du cœur sont réguliers ; le volume du foie est normal ; il y a des alternatives de constipation et de
diarrhée depuis le début de la maladie. Pas d'albumine dans les urines, qui sont
rouges et déposent au fond du vase. Les pupilles sont légèrement contractées, et
l'examen ophthalmoscopique de l'œil permet de reconnaître l'état sain de la papille.
La langue est rose, humide, atteinte seulement d'un léger tremblement choréique
et de contractions fibrillaires. De plus, si nous faisons étendre les bras et écarter les
doigts, nous observons un léger tremblement qui agite d'abord les extrémités des
doigts. En outre, le sommeil est léger, troublé par des rêvasseries, des hallucinations. La malade voit des fantômes, elle se réveille en sursaut pour chasser des
monstres assis sur son lit

Tous ces symptômes, s'ils ne suffisent pas pour déterminer exactement à quelle
maladie nous avons affaire, nous permettent au moins de la soupçonner et justifient
de notre part un interrogatoire attentif sur les habitudes et l'hygiène de la malade.
Voyons ce que nous apprend cet interrogatoire. Il y a sept ans seulement que cette
femme a quitté la campagne, où elle avait toujours mené la vie la plus calme et la
plus régulière. Même depuis qu'elle séjourne à Paris, elle a toujours été bien nourrie,
bien logée, a peu travaillé et n'a jamais eu de privations à subir. Réglée difficilement à l'âge de 22 ans, elle s'est mariée à 23, et est devenue presque immédiatement
enceinte. Elle n'a jamais eu qu'un seul enfant, son accouchement s'est fait à terme,

sans accident. Elle s'est trouvée veuve après dix mois de mariage. Elle est venue il y a sept ans à Paris, où elle s'est remariée à un ancien marin qui lui a fait contracter l'habitude de boire des liqueurs fortes. Tous les matins, à jeun, ils prenaient ensemble du kirsch de préférence, et vous savez que, dans le kirsch, l'alcool est encore plus concentré que dans l'eau-de-vie commune. C'est alors que survinrent les vomissements pour lesquels Velpeau la soigna. Veuve pour la deuxième fois après trois ans de mariage, elle ne renonça pas à ses tristes habitudes ; elle entra comme femme de charge chez une dame de ses amies tenant un hôtel garni, et se mit à boire avec sa maîtresse. Seulement, le kirsch fut remplacé par la liqueur Raspail, considérée comme plus hygiénique. C'est alors que serait survenue la prétendue fièvre typhoïde dont je vous ai déjà parlé ; mais, comme la malade ne s'est pas alitée, comme elle n'a eu d'abord que de l'inappétence, de la lenteur des digestions, du pyrosis, en même temps que des éructations, des renvois nidoreux, et que les vomissements sont survenus seulement en dernier lieu, nous devons plutôt penser que l'ensemble de ces phénomènes constitue simplement le prélude de l'affection pour laquelle nous sommes aujourd'hui consultés. A n'en pas douter, c'est l'usage des boissons alcooliques qui a déterminé la maladie que nous avons sous les yeux, et dont les symptômes, ne se rapportant à aucune autre affection morbide, concordent parfaitement avec ce qu'on observe chez tous les individus adonnés à l'ivrognerie, comme chez ceux qui, sans se mettre en état d'ivresse, font un usage excessif des liqueurs spiritueuses.

Il résulte des expériences de M. Claude Bernard que l'alcool ingéré dans l'estomac a une action différente, selon qu'il est pris pur et très-concentré, ou qu'il est pris faible et étendu d'eau. Dans ce dernier cas, il stimule la muqueuse et en augmente les sécrétions, tandis que, s'il est ingéré concentré, il arrête complétement ces sécrétions. D'un autre côté, de Beaumont a reconnu sur son Canadien que la simple irritation de la muqueuse stomacale détermine une hypersécrétion des fluides gastriques, tandis que son inflammation les supprime. Si nous rapprochons les résultats de ces deux expériences, nous en conclurons que l'alcool étendu détermine une simple irritation sécrétoire, tandis que l'alcool pur détermine une véritable inflammation de la muqueuse gastrique. Cela est si vrai, que les vomissements de matières blanches, aqueuses, évidemment fournies par la muqueuse stomacale, qui constituent la *pituite blanche* des ivrognes, sont beaucoup plus fréquents, plus abondants et plus persistants chez les buveurs de bière, de cidre ou de vin que chez les buveurs d'absinthe ou d'eau-de-vie. Chez ces derniers, aux vomissements blancs, aqueux, ne tardent pas à succéder des vomissements bilieux, d'abord jaunâtres, puis verdâtres, lesquels se manifestent d'abord le matin à jeun, mais qui aussi se produisent dans la journée, au moment des repas, et deviennent en fin de compte de véritables vomissements alimentaires, sollicités par la moindre ingestion de matières solides ou même liquides. Lorsqu'il en est ainsi et que surviennent les douleurs épigas-triques, comme cela avait lieu chez notre malade, c'est que l'inflammation a pris la place de la simple irritation sécrétoire de la muqueuse stomacale. Alors il y a véri-tablement gastrite. Cette inflammation de l'estomac est démontrée par l'anatomie pathologique, car les autopsies ont permis de constater, en cas pareil, l'injection d'abord, puis le ramollissement, et enfin l'ulcération de la muqueuse gastrique. M. Leudet, de Rouen, a trouvé 8 cas d'ulcères de l'estomac sur 26 autopsies d'ivrognes qu'il a pratiquées. L'ulcère résultant de l'inflammation produite par l'abus de l'alcool ne ressemble pas tout à fait à l'ulcère simple, tel que M. Cruveilhier l'a décrit; il est le plus souvent multiple, et il paraît avoir plus de tendance à gagner en surface qu'en profondeur. Cette inflammation, cette gastrite chronique ulcéreuse est-elle le résultat de l'action de l'alcool seul? On a pensé, non sans raison, qu'elle est due, sinon en totalité, au moins en grande partie à l'action irritante de l'huile empyreu-matique et des autres produits irritants contenus dans les eaux-de-vie de qualité infé-rieure, fabriquées avec des alcools de grains et de betteraves.

Les substances qui se rapprochent de l'alcool par leur composition chimique peuvent causer des désordres analogues. C'est ainsi que, dans le courant de l'année, vous avez pu observer, au n° 1 de la salle Sainte-Geneviève, une malade chez laquelle tous les phénomènes que nous venons de passer en revue avaient été pro-voqués par l'abus de l'éther sulfurique, pris à l'intérieur.

Les accidents du côté de l'estomac sont les premiers, mais ne sont pas les seuls ni même les plus graves que détermine l'alcool. Ceux que nous venons d'étudier peuvent être considérés comme des effets locaux dus à son action topique sur la muqueuse, avec laquelle il a été mis en contact; mais, à cette action, toute locale, vient s'ajouter plus tard celle qui résulte de son absorption. Voyons donc comment se comporte l'alcool quand il a été absorbé par les voies digestives, et quel rôle il joue dans l'organisme.

Il est certain que l'alcool est absorbé en nature et qu'il circule en nature avec le sang, au moins jusqu'au moment où ce dernier traverse les poumons; mais ensuite est-il entièrement brûlé, comme le voulait la théorie ancienne, ou bien est-il éli-miné en nature, tel qu'il a été absorbé? Dans la première hypothèse, il se transfor-merait successivement en aldéhyde, en acide acétique, en acide oxalique et fournirait, en définitive, comme dernier terme de sa combustion, de l'eau et de l'acide carbo-nique. Ce serait donc un aliment utile à l'organisme, auquel il apporterait une partie des matériaux brûlés dans l'acte de la respiration, et il mériterait véritablement le nom d'*aliment respiratoire* qui lui a été donné par Liebig. Si, au contraire, il ne subit aucune transformation dans l'économie et s'il ne fait que traverser l'orga-nisme, comme le prétendent MM. Ludger Lallemand, Maurice Perrin et Duroy, il ne peut plus être mis au rang des aliments et tout au plus doit-il être considéré comme un condiment, agissant seulement en vertu de la stimulation passagère qu'il imprime aux voies digestives.

MM. Ludger Lallemand, Maurice Perrin et Duroy ont appuyé leur théorie sur des expériences, desquelles il résulte que l'alcool absorbé par les voies digestives peut être retrouvé en nature dans toutes les sécrétions, dans l'urine, dans la sueur, dans l'exhalation pulmonaire. On leur a objecté, il est vrai, que, faisant prendre aux animaux sur lesquels ils expérimentaient de grandes quantités d'alcool, ils ne retiraient que celui qui était en excès, ce à quoi ils ont répondu en montrant qu'il se retrouve dans l'exhalation pulmonaire d'un homme adulte et bien portant fort peu de temps après l'ingestion d'une petite quantité d'eau-de-vie. Enfin, ces trois savants expérimentateurs ont surtout appuyé leur opinion sur ce fait, que jamais on ne retrouve ni dans le sang, ni dans les tissus, les produits intermédiaires de la combustion de l'alcool, et cette preuve négative vient singulièrement corroborer, pour eux, la preuve affirmative de leurs expériences qui leur ont permis de saisir l'alcool en nature, non-seulement dans les sécrétions, mais aussi dans le sang et dans les divers parenchymes. Ils ont remarqué qu'il ne se répand pas uniformément dans tous les tissus, et que les parenchymes dans lesquels il s'accumule avec une prédilection toute particulière sont celui du foie, des poumons, du cerveau. Ce dernier fait est au-dessus de toute contestation, et il suffit pour établir, abstraction faite de ce qui advient ensuite, que, au moins dans les premières heures qui suivent son ingestion, l'alcool introduit dans les voies digestives est absorbé en nature, qu'il circule avec le sang dans le système de la veine-porte et qu'il arrive, toujours mélangé au sang, jusque dans le foie d'abord, puis dans les poumons. Or, le sang s'altère par ce mélange, il devient diffluent et poisseux. Déjà Magnus Huss avait observé des granulations graisseuses dans le sang des ivrognes. MM. Ludger Lallemand, Maurice Perrin et Duroy ont reconnu que ces granulations sont dues à de petits cristaux de cholestérine et à des globules de graisse. — Le sang ainsi altéré doit exercer une action fâcheuse sur les parois des vaisseaux dans lesquels il circule ; aussi ne serez-vous pas surpris d'apprendre que l'on a constaté des phlébites adhésives de la veine-porte chez les individus adonnés aux boissons alcooliques. Le sang se coagule dans cette veine, et il en résulte un arrêt de la circulation qui, agissant subséquemment sur le foie, doit pouvoir modifier profondément la structure de cet organe ; mais c'est là un phénomène éloigné dont nous étudierons dans un instant les effets. Une action plus directe est celle qui résulte de la présence de l'alcool, transporté par le sang, jusque dans le parenchyme du foie. M. Claude Bernard a démontré que, alors, la sécrétion de la matière glycogène est plus active, ce qui nous explique la congestion qui se révèle par les douleurs hépatiques et l'augmentation de volume de l'organe. En même temps le sang laisse déposer dans la substance même du foie les matières grasses qu'il charriait, et donne à la glande l'aspect graisseux. Cet état gras du foie, qui est toujours proportionnel aux excès alcooliques, ainsi que l'a prouvé Peters, de New-York, d'après 70 autopsies d'ivrognes qu'il a pratiquées, n'est pas dû à une véritable dégénérescence, mais bien plutôt, suivant Frerichs, à une accumulation de graisse déposée comme je viens de vous l'indiquer. Il est du reste remarquable que cette accumulation de graisse ne se borne pas exclusivement au foie, mais qu'elle s'étend à tous les organes et principalement à ceux qui sont contenus dans la cavité abdominale. L'épiploon surtout et le mésentère se chargent de graisse, et les buveurs d'alcool présentent un embonpoint qui contraste avec les troubles survenus dans leurs fonctions digestives. Je vous ai, au commencement de cette leçon, fait remarquer l'embonpoint de la malade qui nous occupe, et vous le retrouverez, bien plus caractéristique encore, chez cette autre femme qui occupe le lit nº 9 de la salle Sainte-Geneviève.

L'état gras n'est pas la seule altération hépatique que nous devions mettre sur le compte de l'ivrognerie ; la dégénérescence cirrhotique du foie reconnaît si souvent la même cause que, sur 66 cas de cirrhose, Frerichs et Bamberger en ont trouvé 26 de manifestement dus à l'alcoolisme. La cirrhose, vous le savez, est constituée par une surabondance, non plus de la matière grasse, mais du tissu cellulaire fibreux, avec atrophie de la substance propre du foie. N'est-il pas remarquable de voir ces deux altérations, si différentes en apparence, provenir de la même cause, et n'est-on pas autorisé à se demander si elles ne seraient autre chose que deux degrés divers du même état morbide ? Je serais d'autant moins éloigné de le penser que, il y a peu de jours, nous avons trouvé un foie gras chez une femme morte pendant la période des accidents secondaires de la syphilis, et sans qu'il nous ait été possible d'attribuer cette lésion à une autre cause que la syphilis elle-même. Or, vous savez que l'altération du foie attribuée à la vérole est l'état cirrhotique et non la dégénérescence graisseuse, de telle sorte que, pour expliquer la production de la lésion observée par nous, nous sommes conduit à nous demander s'il ne pourrait pas y avoir le foie gras syphilitique et le foie cirrhosé syphilitique, comme il y a le foie gras et le foie cirrhosé alcooliques. Au surplus, la science n'a pas encore dit son dernier mot sur la manière dont se forment ces altérations si importantes du foie, ni pour quelle raison cet organe devient gras aussi bien dans la phthisie et dans l'empoisonnement par le phosphore que dans l'alcoolisme ou la syphilis. Ce que je dois vous signaler comme particulièrement important, c'est que, d'une part, M. Leudet a vu à la suite d'excès alcooliques survenir l'ictère grave avec ramollissement jaune aigu du foie, comme dans l'empoisonnement par le phosphore (1), et que, d'autre part, on constate dans le foie des ivrognes des altérations qui semblent être un intermédiaire

(1) Depuis que cette leçon a été faite, M. le docteur Charpentier, ancien interne des hôpitaux, m'a dit avoir eu occasion d'observer un cas d'ictère grave, qu'il avait considéré comme dépendant de la syphilis.

entre la dégénérescence graisseuse et la cirrhose, telles que le *foie muscade* et le *Gin's driken liver* des Anglais. Enfin, si la cirrhose est plus spécialement constituée par l'hypertrophie du tissu conjonctif, elle se ressent encore de l'état gras qui a dû la précéder, et, dans sa thèse si remarquable *Sur la théorie la plus rationnelle de la formation de la cirrhose*, M. Gubler a eu très-grand soin de faire remarquer que les foies cirrhosés renferment une notable quantité de graisse. Dans tous les cas, qu'elle soit ou non en corrélation avec la dégénérescence graisseuse, la cirrhose est en rapport intime avec l'alcoolisme, et elle s'y rattache par l'atrophie des vaisseaux propres de la glande, que nous pouvons considérer comme une conséquence de l'arrêt de la circulation de la veine-porte lorsque ce vaisseau s'oblitère par le fait de la phlébite adhésive dont je vous parlais tout à l'heure.

Pour en terminer avec les altérations du foie qui peuvent être attribuées aux excès alcooliques, je dois vous signaler l'induration simple, qui constitue un état certainement moins grave que les précédents et paraît se lier étroitement avec la congestion ; enfin la *lithiare biliaire*, dont la corrélation avec l'alcoolisme est moins nettement établie.

Chez notre malade nous n'observons aucun de ces phénomènes ; pourtant elle a présenté une légère teinte subictérique et de la douleur dans l'hypochondre droit, indiquant au moins de la congestion hépatique aujourd'hui dissipée. Il ne nous reste donc plus à combattre que les vomissements et la douleur épigastrique qui les accompagne, en sorte qu'il nous serait permis de porter un pronostic favorable si la malade voulait renoncer à ses habitudes intempérantes ; mais il est à redouter qu'elle ne le fasse pas, et que la maladie, en persistant chez elle, finisse par déterminer la production de quelqu'une des altérations anatomiques que je viens de vous indiquer. La preuve qu'il en sera ainsi, nous la trouvons chez la malade couchée au n° 9 de la même salle. Cette femme, âgée de 45 ans, est couturière à la journée ; elle vit misérablement, et, comme malheureusement trop de gens se laissent aller à le faire, elle supplée à une nourriture souvent insuffisante par des boissons alcooliques qu'elle prend surtout le matin, à jeun, et le soir, en rentrant de son travail. Il y a déjà quatre ans, au moment de la ménopause, qu'elle éprouva pour la première fois des symptômes morbides assez significatifs. Il lui survint de la tuméfaction du ventre, de l'œdème des membres inférieurs ; sa face devint bouffie ; puis elle eut des vomissements glaireux, en même temps que de l'inappétence et même du dégoût pour les aliments. Cependant elle remarqua qu'elle avait pris un certain embonpoint. Depuis, cet embonpoint a disparu en partie, mais l'inappétence a persisté, et les vomissements, d'abord purement glaireux, sont devenus bilieux jaunâtres, puis ont consisté en matières alimentaires, et, après diverses alternatives de mieux et de pis, ils sont devenus tellement persistants depuis trois semaines, que tous les aliments solides sont presque immédiatement rejetés, et que l'eau sucrée et le vin sont les seuls liquides qui soient quelquefois supportés. Il en est résulté, comme vous avez pu le constater vous-mêmes, un amaigrissement très-notable; mais, en examinant cette malade, vous avez été certainement frappés du contraste qui existe, à ce point de vue, entre la partie supérieure du corps et l'abdomen. Ce dernier est arrondi, volumineux, et c'est bien à la graisse qu'il doit sa forme et son volume, car l'examen le plus attentif ne nous a pas permis de trouver trace de liquide dans le péritoine, ou apparence d'une tumeur quelconque dans les organes abdominaux, si ce n'est du côté du foie, qui est légèrement tuméfié et douloureux, surtout vers sa partie moyenne; mais cette tuméfaction du foie, qui ne le fait pas dépasser de plus d'un travers de doigt le rebord inférieur des fausses côtes, n'est pas suffisante pour expliquer la rotondité de l'abdomen. Elle y contribue sans doute, mais concurremment avec une couche de tissu adipeux sous-cutané, dont nous pouvons apprécier l'épaisseur, et avec le dépôt graisseux qui, d'après ce que nous savons des habitudes alcooliques de la malade, doit se trouver également dans son épiploon et dans son mésentère. C'est du reste à un dépôt graisseux analogue qu'il nous faut attribuer cette augmentation du volume du foie qui s'accompagne d'une teinte ictérique assez marquée de la peau et des conjonctives, en même temps que d'un affaiblissement extrême et de l'amaigrissement des autres parties du corps, principalement de la face et des membres. Ici, cette maigreur et cet affaiblissement sont plus marqués que chez notre première malade, parce que nous nous trouvons en face d'une période plus avancée de l'intoxication alcoolique, et que ce sujet a été débilité, tant par des fatigues que par des privations qui n'ont pas existé chez l'autre. Aussi voyez-vous chez cette seconde femme la diarrhée se joindre aux vomissements, la soif être plus ardente, les palpitations devenir plus fatigantes, l'insomnie plus marquée, les rêvasseries plus caractéristiques; elle voit des monstres la poursuivre pendant de courts instants de sommeil, et parfois ses hallucinations persistent après son réveil.

Malgré l'ensemble de ces symptômes, nous n'avons trouvé aucune autre lésion organique que cette tuméfaction du foie dont je viens de parler. Les bruits du cœur sont normaux, la respiration est nette et pure. Au moment où les vomissements ont augmenté, notre malade a été prise d'une métrorrhagie qui s'explique parfaitement par l'état du sang dans une maladie du foie, et que l'examen direct des organes nous a montré être indépendant de toute lésion du système utérin. La face est bouffie, mais il n'y a pas d'œdème des membres inférieurs, et les urines ne contiennent aucune trace d'albumine. Cette dernière particularité est intéressante à noter au point de vue du pronostic, car les lésions rénales, donnant lieu à l'albuminurie, sont tellement fréquentes dans l'alcoolisme que, suivant Christison, on les rencontre dans les trois quarts ou les quatre cinquièmes des cas, et vous savez quelle est leur gravité. A ce propos, je ne puis m'empêcher d'insister sur la similitude des altérations dues à l'alcoolisme qui peuvent être constatées dans le foie et dans le rein, car les divers degrés de la lésion anatomique propre à la maladie de Bright ne sont autre chose, au début, qu'une dégénérescence graisseuse identique à l'état gras du foie, et plus tard qu'une atrophie avec production nouvelle de tissu conjonctif, constituant un état scléreux complétement analogue à la cirrhose hépatique.

Actuellement, aucune de nos deux malades ne présente d'accidents nerveux qui puissent nous faire redouter l'invasion du délire alcoolique ; cependant elles n'en sont pas complétement à l'abri, et, s'il leur survenait une maladie aiguë ou un traumatisme quelconque, vous verriez se développer tous les accidents du *delirium tremens*, dont nous avons occasion d'observer d'assez fréquents exemples pour que je puisse, sans prendre d'engagement téméraire, vous assurer qu'il nous sera possible de l'étudier ensemble avant la fin de ce semestre.

Le traitement de l'alcoolisme, comme celui de toutes les intoxications, ne peut être avantageusement institué qu'à la condition d'être précédé de l'éloignement du principe toxique. Souvent cette suppression de la cause qui a produit le mal et l'entretient suffît pour que tous les symptômes morbides disparaissent assez rapidement ; mais il n'y a pas lieu d'espérer qu'il en puisse être ainsi chez nos deux malades ; car, chez l'une comme chez l'autre, il y a, quoique à des degrés divers, des altérations anatomiques qui demandent à être spécialement combattues par une médication appropriée. Tant qu'elles resteront à l'hôpital, elles seront soumises, non pas à une abstinence absolue des boissons alcooliques, mais à un régime qui ne leur permettra d'en user qu'avec une très-grande modération, et c'est là le point important, car la suppression brusque et complète du vin et de toute boisson spiritueuse est un détestable moyen de ramener les malades aux habitudes de tempérance, qu'ils ont perdues. Nos deux malades boivent donc du vin, et je n'ai pas craint d'ajouter un peu de vin de Bagnols à la ration qui leur revient d'après la prescription alimentaire qui leur a été faite. Tant qu'elles s'en tiendront là, nous n'avons pas à craindre, au moins pour la première, une aggravation dans les symptômes morbides qu'elle nous a présentés ; mais, dès qu'elles auront quitté l'hôpital, — où je les retiendrai le plus longtemps possible et dont je prolongerai la bienfaisante influence en les faisant passer par l'asile de convalescence du Vésinet, — ne reprendront-elles pas leurs funestes habitudes ? Cela est d'autant plus à craindre qu'elles sont toutes les deux à cette époque de la vie appelée l'*âge critique* de la femme, et qui est surtout critique pour celles qui ont quelque tendance à l'ivrognerie. La première approche de la ménopause ; la seconde l'a dépassée depuis quelques années, et il est remarquable que, à ce moment, il se développe trop souvent chez un certain nombre de femmes, même de celles que leur éducation, leurs habitudes antérieures et leur position sociale devraient préserver d'un semblable entraînement, un penchant en quelque sorte irrésistible pour les liqueurs fortes. Méfiez-vous de cette fâcheuse tendance lorsque vous serez aux prises avec les difficultés sans nombre de la pratique privée, et, sans vous compromettre par des investigations indiscrètes, sachez ne pas être trop surpris lorsque vous apprendrez que telle personne, dont les troubles gastriques ou nerveux vous avaient paru difficiles à expliquer, boit en cachette, se commet avec ses domestiques pour qu'elles lui fournissent de mauvaises liqueurs frelatées, et va même jusqu'à vendre ses dentelles ou ses bijoux pour se procurer les moyens d'assouvir sa fatale passion. Vous avez vu notre malade du n° 36 trinquer avec sa maîtresse, à laquelle elle doit peut-être d'avoir enraciné une habitude que, sans cette circonstance, elle aurait probablement perdue. Je dois dire cependant, à la justification des femmes, même des femmes arrivées à leur retour d'âge, que la persévérance dans l'ivrognerie n'est pas leur apanage exclusif. Les hommes ne leur cèdent en rien sous ce rapport, et, si les vieilles femmes seules sont incorrigibles, eux le sont presque également à tout âge. Il en résulte qu'il ne faut pas trop compter sur la conversion des buveurs. M. Trélat père nous apprend que, dans sa longue carrière, il en a vu deux seulement renoncer complétement à l'abus des spiritueux, et je crois que les observateurs plus jeunes, qui s'imaginent avoir obtenu des résultats plus beaux, se font une singulière illusion.

On a essayé de dégoûter les ivrognes en les gorgeant d'alcool, en en mêlant à tous leurs aliments, à toutes leurs boissons. C'est un mauvais moyen dont le moindre inconvénient serait son inefficacité, mais qui offre le danger sérieux de hâter l'apparition de symptômes graves, principalement du *delirium tremens*, dont on n'est pas toujours assuré de pouvoir se rendre maître. A cette méthode, je préférerais celle de Magnus Huss, qui a eu l'idée d'administrer l'huile empyreumatique, à laquelle les eaux-de-vie de grains et de pommes de terre doivent leur saveur spéciale, et qu'on désigne sous le nom de *fermentoleum solani*. On en peut donner de 30 à 60 centigrammes par doses de 5 à 10 centigrammes, prises, soit en potion, soit en pilules, en trois ou quatre fois dans la journée.

Mais tout ce que je viens de dire se rapporte plutôt à la prophylaxie qu'à la thérapeutique proprement dite. Nos deux malades ont de la gastrite chronique, et l'une d'elles présente en même temps une tuméfaction du foie que nous considérons comme le commencement de l'état graisseux de cet organe. Ce sont ces deux altérations que, pour le moment, il s'agit de traiter. Quoique je sois en présence d'une inflammation non douteuse de la muqueuse stomacale, je me suis bien gardé de recourir aux émissions sanguines, non-seulement parce que la phlegmasie est chronique, mais aussi parce qu'il y a, d'une part, une débilitation évidente de l'organisme; de l'autre, un état du sang qui contre-indique formellement toute émission sanguine, même celles qui sont pratiquées au moyen des ventouses ou des sangsues.

C'est aux narcotiques surtout qu'il convient de s'adresser. Ils doivent avoir pour effet de calmer l'irritabilité de l'estomac et de diminuer la douleur qui, survenant au contact des substances, même liquides, avec la muqueuse gastrique enflammée ou peut-être ulcérée, sollicite les vomissements.

De tous les narcotiques l'opium et ses dérivés sont ceux qui doivent être préférés, en vue surtout de l'imminence des troubles nerveux qui pourraient survenir. C'est pourquoi j'ai donné l'extrait d'opium à nos deux malades, à la dose de 10 centigr. en une potion, à prendre par cuillerées, toutes les deux heures J'y ai ajouté des boissons alcalines : l'eau magnésienne donnée à la première de nos malades n'a pas été supportée; l'eau de Vichy administrée à la seconde à la dose d'un verre, chaque matin à jeun, a mieux réussi. C'est là tout ce que j'ai fait jusqu'à présent, mais il nous reste encore autre chose à faire. La malade du n° 36, chez laquellé la gastrite a plus d'acuité et donne lieu à une douleur plus vive, a des vomissements presque tous les jours; sa potion opiacée même est rejetée : je viens de lui pres- crire ce matin un vésicatoire, qui va être appliqué à l'épigastre et qui sera pansé, matin et soir, avec 1 centigr. de chlorhydrate de morphine. En même temps je lui donnerai des boissons glacées, et, si les vomissements ne cèdent pas, j'aurai recours aux affusions froides, tout en me réservant de revenir au vésicatoire et d'en appli- quer plusieurs, successivement, s'il y a lieu.

Dans quelques cas on se trouve bien de faire prendre aux malades un peu de craie préparée ou de sous-nitrate de bismuth; ces deux médicaments ne sont autre chose que des poudres inertes extrêmement fines qui viennent enduire la surface enflammée. En la préservant ainsi, dans une certaine mesure, du contact des ali- ments, elles peuvent s'opposer aux vomissements; mais elles produisent souvent un effet opposé à celui qu'on en attend, et voyant que, dans ce cas, l'eau magné- sienne elle-même n'avait pas été supportée, je n'ai pas cru devoir recourir à ces poudres, au moins jusqu'à présent.

Chez notre malade du n° 9, les vomissements se sont montrés moins rebelles; mais l'inappétence persiste et l'émaciation va toujours augmentant. Je pense que son état réclame surtout l'emploi des toniques; mais je crois devoir procéder avec une grande réserve pour les administrer à l'intérieur. Je débuterai par un peu d'ex- trait mou de quinquina avant d'arriver au vin de quinquina (vous vous rappelez que la malade prend un peu de vin de Bagnols), et c'est dans quelque temps seule- ment que je hasarderai les préparations ferrugineuses, quand l'appétit sera un peu rétabli. D'un autre côté, l'hydrothérapie doit m'offrir ici une grande ressource; mais, avant d'y avoir recours, je veux essayer des bains sulfureux. J'attendrai que la malade en ait pris plusieurs, avant d'avoir recours à l'eau froide. Nous commen-cerons d'abord par de simples affusions d'une durée très-courte, 15 à 20 secondes, par exemple. Si la réaction se fait bien, nous pourrons en prescrire deux dans la journée et, plus tard nous y ajouterons l'emploi de la douche en arrosoir, dirigée principalement sur les lombes, l'épigastre et l'hypochondre droit. Ces moyens, s'ils ne nous conduisent pas à une guérison certaine, sont du moins ceux qui peuvent le plus nous donner l'espoir d'y arriver.

Sur le Rétrécissement de l'Œsophage

Après vous avoir entretenus, Messieurs, pendant deux leçons consécutives, d'abord du cancer de l'estomac, que nous avons étudié sur trois de nos malades, puis de l'ulcère chronique simple de cet organe (dont j'ai pu vous faire suivre les symptômes et la marche chez l'homme couché au n⁰ 36 de notre salle Sainte-Marthe et vous montrer les lésions anatomiques sur une pièce conservée dans notre musée), je trouve, dans les détails d'une autopsie que nous venons de pratiquer, l'occasion d'attirer utilement votre attention sur une autre altération également fort intéressante de la partie supérieure des voies digestives. Je veux parler du rétrécissement de l'œsophage. Je puis en mettre sous vos yeux deux exemples constituant, en quelque sorte, les types des deux lésions organiques qui déterminent le plus habituellement cet état pathologique : le cancer d'une part, et de l'autre la rétraction de la cicatrice consécutive à la chute d'une eschare, produite par l'ingestion d'un caustique.

Vous vous rappelez certainement le sujet qui occupait, il y a peu de jours encore, le lit n⁰ 53 de la salle Sainte-Marthe. C'était un homme dont la vie avait été traversée par les plus étranges vicissitudes et qui s'était livré à tous les excès possibles, principalement aux excès alcooliques. Comme acrobate, il avait, il y a une vingtaine d'années, fait l'admiration des Parisiens en remplissant, dans une pièce alors en vogue, un rôle de singe. Puis, il était parti pour l'Amérique, courant après la fortune qu'il ne trouvait pas, même en Californie; passant des excès les plus immodérés aux privations les plus dures; il fut, en fin de compte, enrôlé dans une des deux armées républicaines qu'avait fait mettre sur pied la querelle de la sécession. C'est au milieu des fatigues de cette rude campagne qu'il éprouva les premiers symptômes de la maladie à laquelle il vient de succomber. Ceux de ces symptômes qui avaient le plus attiré son attention étaient des troubles véritablement gastriques, consistant en une douleur à la région stomacale, en nausées et en vomissements, lesquels survenaient, non pas au moment même de l'ingestion des aliments, mais un certain temps après. Ce furent, avec une constipation opiniâtre, les seuls phénomènes saillants qu'il m'accusa la première fois qu'il se présenta à moi, vers la fin du mois de décembre dernier. Il ne voulait pas, alors, entrer à l'hôpital et demandait seulement une consultation. En présence de ces troubles gastriques, de l'amaigrissement considérable et de la teinte cachectique que présentait le sujet, je n'hésitai pas à reconnaître un cancer et à le placer dans l'estomac, quoiqu'il n'y eût jamais eu ni hématémèse ni diarrhée mélanique ; mais vous savez que ces symptômes manquent assez souvent pour que, même en leur absence, on soit autorisé à diagnostiquer un cancer de l'estomac. Un autre signe faisait également défaut, et celui-là avait peut-être plus d'importance à mes yeux, je n'avais pas trouvé de tumeur à la région épigastrique. Mais j'avais examiné le malade debout, sans qu'il fût complétement déshabillé, et une tumeur, même fort apparente, aurait parfaitement pu échapper à une exploration nécessairement incomplète. Quoi qu'il en fût, j'ordonnai un régime exclusivement lacté, qui amena une amélioration passagère.

Cependant, au bout de quelques semaines, le malade, vomissant même le lait et s'affaiblissant de plus en plus, revint me trouver, et, cédant à mes instances, se décida à entrer à l'hôpital. Là, je pus l'examiner plus méthodiquement et m'assurer qu'il n'y avait dans la région stomacale aucune tumeur apparente, aucune résistance, aucune matité anormale, dénotant une induration quelconque des organes sous-jacents. J'insiste sur ce point, Messieurs, car le fait a été observé avec tout le soin désirable et il importe que vous sachiez au juste jusqu'à quel degré de précision les moyens physiques d'exploration peuvent vous permettre d'arriver. Donc, les signes rationnels nous avaient porté à diagnostiquer un cancer de l'estomac que les signes physiques ne nous permettaient pas de retrouver ; vous verrez dans un instant ce que nous a révélé l'autopsie.

Ne trouvant rien à l'estomac, et tout en admettant qu'un cancer de cet organe pouvait parfaitement exister sans être accessible à nos sens, je cherchai à déterminer, à l'aide d'un interrogatoire plus minutieux, si la lésion, au lieu de siéger au pylore comme cela arrive dans la grande majorité des cas, n'affectait pas, au contraire, le cardia, comme chez notre malade du n° 20 de la salle Sainte-Marthe, et comme cela se rencontre encore assez fréquemment. C'est alors seulement que je fus renseigné d'une façon exacte et précise sur la manière dont se produisaient les vomissements. J'appris que, depuis assez longtemps déjà, au lieu de se produire avec effort et un certain temps, plusieurs heures, après le repas, comme cela avait eu lieu au début, ils survenaient immédiatement après l'ingestion des aliments, sans contraction du diaphragme ni des muscles abdominaux, et consistaient dans une sorte d'expuition ou de régurgitation, plutôt que dans un vomissement véritable. A ce premier renseignement capital, le malade en ajouta immédiatement un autre non moins essentiel à connaître, c'est qu'il éprouvait, le long de l'œsophage, une sensation toute particulière de plénitude chaque fois qu'il avait ingéré des aliments, et il avait conscience que ces aliments ne pénétraient pas jusque dans l'estomac Cette pénétration n'avait lieu que pour les liquides et seulement quand ils étaient pris en petite quantité à la fois, ce qui, soit dit entre parenthèses, vous explique pourquoi le régime lacté avait produit un peu d'amélioration, en permettant au malade de s'alimenter pendant un certain temps, non pas d'une façon suffisante, mais mieux qu'il ne le faisait auparavant. Il y avait donc un obstacle à la libre circulation des aliments dans l'œsophage; obstacle de nature probablement cancéreuse, à en juger par les commémoratifs et par l'ensemble des symptômes qui avaient motivé notre premier diagnostic. Dès lors, il ne nous restait plus qu'à préciser le siége de cet obstacle et à chercher à le franchir, pour introduire artificiellement dans l'estomac les aliments qui ne pouvaient y arriver par les voies naturelles.

Le cathétérisme de l'œsophage était le seul moyen dont nous pouvions disposer pour cela, et nous nous hâtâmes d'y recourir. Il fut pratiqué avec une sonde œsophagienne ordinaire, d'un diamètre presque égal à celui du petit doigt, la seule que nous eussions à notre disposition. L'instrument s'arrêta immédiatement après avoir franchi le pharynx, tout à fait au niveau de l'extrémité supérieure de l'œsophage, immédiatement en arrière du larynx, dans lequel il nous fut facile de nous assurer que nous n'avions pas pénétré. Il y avait donc un rétrécissement de cette partie supérieure de l'œsophage; mais quels étaient son degré de coarctation, son étendue, ses limites? Était-il seul et au-dessous de lui ne s'en trouvait-il pas un autre plus étroit encore? C'est ce sur quoi nous ne pouvions être renseigné qu'en renouvelant nos explorations, avec des instruments mieux appropriés à l'examen que nous avions à pratiquer. Cette nouvelle exploration était d'autant plus indispensable à nos yeux que ce premier rétrécissement ne me rendait pas compte de tous les phénomènes observés chez notre malade. Les aliments ne passaient pas, cela est clair, mais il pouvait en avaler une quantité beaucoup plus grande que cela eût été possible s'ils se fussent trouvés arrêtés en un point aussi élevé du conduit œsophagien. Il y avait donc lieu de supposer que ce premier rétrécissement, qui arrêtait notre sonde, laissait passer au moins les aliments liquides ou semi-liquides, dont la pénétration jusqu'à l'estomac se trouvait empêchée par un obstacle plus considérable et plus inférieurement situé. Je fis demander des sondes et des bougies de divers calibres et se terminant les unes en pointe, les autres par des boules de différents diamètres; mais, pendant les quelques jours que l'on mit à me procurer ces instruments, l'état du malade s'aggrava d'une façon tellement rapide qu'au moment où ils arrivèrent il n'était plus possible de songer à en faire usage.

L'émaciation, déjà considérable, avait fait d'effrayants progrès. Les liquides eux-mêmes étaient rejetés en totalité, immédiatement après avoir été ingérés. Le malade sentait que ni le bouillon, ni le vin, ni même le lait, n'arrivaient plus jusqu'à son estomac. Il était en outre fatigué par une toux opiniâtre, incessante, laquelle ne s'accompagnait pendant la vie d'autres signes sthétoscopiques que de ronchus de bronchite, disséminés dans les deux poumons. Ces ronchus étaient secs à la partie supérieure, humides, sous-crépitants aux deux bases, et cependant il y avait une infiltration tuberculeuse généralisée des deux organes pulmonaires. L'autopsie nous montre cette infiltration tuberculeuse coexistant sur le même sujet avec les lésions cancéreuses que je mets sous vos yeux. Ce qui prouve une fois de plus qu'il n'y a pas entre les deux diathèses (cancer et tubercule) cet antagonisme qu'on leur a attribué et qui les ferait s'exclure mutuellement.

L'estomac était petit, revenu sur lui-même, sans adhérences avec les parties voisines, et il ne présentait extérieurement aucune altération appréciable à la vue, ni même au toucher. C'est au point qu'il avait été mis de côté et que sa cavité aurait parfaitement pu ne pas être explorée si je ne m'étais trouvé là pour l'examiner. Mais vous savez que, quand j'assiste à une autopsie, j'aime assez visiter tous les organes ; puis, il ne me semblait pas que le rétrécissement cancéreux de l'œsophage, que je vais vous montrer dans un instant, pût suffire pour me rendre compte de tous les symptômes observés pendant la vie, principalement de ceux qui avaient marqué le début de la maladie. J'ouvris donc cet estomac, et je trouvai à son intérieur cette petite tumeur cancéreuse, qui offre à peine le volume d'une cerise, et qui est située, comme vous le voyez, tout près du pylore, du côté de la paroi postérieure de l'estomac et de la grande courbure. Cette tumeur est d'une coloration violacée, elle est sessile, sans bosselures ni ulcérations, mais sa coupe est blanche, avec stries rougeâtres, et elle nous donne par la pression un suc blanc, laiteux, miscible à l'eau, ce qui suffit pour nous permettre d'affirmer sa nature cancéreuse. Ce n'est du reste pas au point de vue anatomo-pathologique qu'elle doit attirer votre attention, car, à ce titre, elle n'offre qu'un assez médiocre intérêt, tandis qu'elle en offre un très-grand au point de vue clinique. Vous avez en effet sous les yeux une lésion cancéreuse de la région pylorique de l'estomac, que les signes rationnels seuls nous avaient fait soupçonner et qui échappait complétement aux moyens d'exploration physique dont nous pouvons disposer. Supposez que nous n'eussions pas eu chez cet homme le cancer de l'œsophage sur lequel nous allons revenir, et vous voyez que nous nous serions trouvé en présence d'un de ces cas si embarrassants dont je vous entretenais à une de nos précédentes conférences, et dans lesquels le clinicien est conduit à admettre une lésion cancéreuse et à la localiser dans l'estomac, sans pouvoir appuyer son diagnostic sur une démonstration rigoureuse et palpable.

Voyons maintenant l'état de l'œsophage. Une sonde, de diamètre ordinaire, introduite du côté du pharynx se trouve arrêtée immédiatement au niveau de l'orifice supérieur de l'œsophage, derrière le larynx, absolument comme cela avait lieu pendant la vie. La même sonde, introduite par l'orifice cardiaque de l'estomac dans l'œsophage, ne peut parcourir de bas en haut toute la longueur de ce conduit et se trouvé arrêtée un peu au-dessus de la réunion du tiers inférieur avec le tiers moyen. Il y a donc rétrécissement de l'œsophage et à sa partie supérieure et un peu au-dessous de sa partie moyenne. Il se pourrait faire que le rétrécissement portât sur toute la portion du conduit comprise entre ces deux points ; mais il n'en est pas ainsi dans le cas actuel, et vous voyez au contraire qu'entre les deux points rétrécis l'œsophage se dilate de façon à former une poche assez vaste, poche dans laquelle s'accumulaient les aliments liquides ou semi-liquides qui, ayant pu franchir le rétrécissement supérieur, se trouvaient arrêtés par le rétrécissement inférieur, beaucoup plus étroit. Cette poche ne présente aucune ulcération, elle n'est envahie par aucune végétation cancéreuse, quoique ce soit bien le cancer qui ait produit le double rétrécissement placé sous vos yeux. Vous voyez, en effet, accolée à la trachée, une masse blanche, lardacée, qui occupe toute la face postérieure de cet organe, depuis le larynx jusqu'à la bifurcation des bronches et qui soude intimement la trachée à l'œsophage. Cette masse blanche s'épaissit à la partie supérieure et à la partie inférieure, où elle entoure plus intimement l'œsophage, pénètre dans son tissu, fait corps avec lui et rétrécit son calibre. Cette masse est cancéreuse, comme celle que nous avons trouvée au pylore, elle a le même aspect, la même coloration, le même suc caractéristique ; enfin les ganglions lymphatiques voisins sont tuméfiés et infiltrés de matière cancéreuse.

La nature cancéreuse de ce double rétrécissement le mettait, vous le comprenez, au-dessus de toutes les ressources de la thérapeutique, et si vous songez en outre à l'énorme infiltration tuberculeuse qui occupait les deux poumons du sujet, vous vous expliquerez très-bien que nous n'ayons pu apporter aucune amélioration à son état, et vous comprendrez que cet homme a succombé aux progrès de la phthisie, plutôt qu'à ceux de l'inanition, résultant de l'oblitération de son œsophage par le cancer.

Le cancer n'est pas la seule altération pathologique qui soit susceptible de déterminer le rétrécissement du canal œsophagien, et c'est là ce qu'il importe surtout que vous sachiez, car, si le fait matériel du rétrécissement détermine toujours les mêmes symptômes, ou à peu près, quelle que soit la cause morbide qui l'ait produit, le pronostic ne sera plus le même et le traitement surtout devra différer suivant la nature de cette cause. C'est pourquoi je déplore l'habitude, si généralement adoptée dans les traités de pathologie, de considérer le rétrécissement de l'œsophage comme une espèce morbide distincte. Je sais bien que l'on se hâte d'indiquer que cette espèce morbide comprend plusieurs variétés, dont les deux plus importantes sont le rétrécissement cancéreux et le rétrécissement cicatriciel ou fibreux. Mais, comme en définitive le rétrécissement cancéreux est de beaucoup le plus fréquent, c'est lui que l'on prend le plus aisément pour type, c'est sur lui que, faute de mieux, on se trouve assez souvent conduit à expérimenter les moyens de traitement préconisés ; il en résulte que la prompte et inévitable léthalité à laquelle il conduit pèse forcément sur la thérapeutique de tous les rétrécissements œsophagiens quels qu'ils soient, et arrête dans leurs expérimentations ceux qui n'aiment pas à rester spectateurs inactifs des progrès d'une maladie, considérée comme fatalement mortelle. Ne vaudrait-il pas mieux, comme on le fait pour l'urèthre, réserver cette dénomination de *rétrécissement* pour la diminution de calibre qui résulte de la coarctation du conduit lui-même ou d'une de ses membranes, sauf à ajouter que les mêmes symptômes peuvent être la conséquence soit de l'aplatissement du canal par une tumeur placée dans son voisinage, soit de l'envahissement de ses parois par le cancer ? En procédant ainsi on séparerait nettement le cancer de l'œsophage, maladie nécessairement mortelle, du rétrécissement fibreux ou inodulaire de l'œsophage, maladie le plus souvent curable et qui, dans les cas où elle ne serait plus par elle-même susceptible de guérison, pourrait être transformée en une simple infirmité, parfaitement compatible avec le bon entretien de la vie.

Comme tous les conduits membraneux, comme l'urèthre, l'œsophage se rétrécit sous l'influence d'un travail phlegmasique. L'inflammation détermine, ici comme partout, dans les tissus le dépôt de produits organiques nouveaux, lesquels amènent l'épaississement des membranes, diminuent leur souplesse et leur élasticité, puis se transforment en tissu conjonctif ou fibreux, dont la propriété essentielle est, ainsi que l'a si bien démontré Gerdy, d'aller toujours se rétractant, de manière à diminuer d'une façon incessante le calibre du conduit qu'il entoure ou sur les parois duquel il est placé. Les inflammations simples de l'œsophage, celles qui pourraient être assimilées aux uréthrites comme causes de rétrécissement, sont assez rares ; cependant elles se rencontrent quelquefois et il serait imprudent de n'en point tenir compte dans cette étiologie. Mais à côté des inflammations simples nous avons les inflammations traumatiques et les inflammations spécifiques qui jouent ici un rôle bien plus important. Si, dans certains cas, des abcès de l'œsophage ont été suivis de rétrécissement sans qu'il ait été possible de préciser la cause réelle de l'œsophagite, dans le plus grand nombre de cas on voit cette dernière se produire à la suite de la déglutition d'un corps acéré, piquant, rugueux, comme un fragment d'os, une arête, un noyau, etc., ou d'un caustique assez énergique pour escharifier les tissus, comme les acides ou les alcalis concentrés. Dans le premier cas, il y a plaie primitive, la muqueuse et les tissus sous-jacents étant dilacérés plus ou moins profondément par le corps étranger ; dans le second, il y a d'abord formation d'eschare, par suite de l'action du caustique sur les tissus avec lesquels il est mis en contact, puis plaie, consécutive à l'élimination de cette eschare. Dans un cas comme dans l'autre, dès que la plaie est formée il y a tuméfaction et boursouflement de la muqueuse déterminant une oblitération momentanée du conduit ; mais, soit sous l'influence d'un traitement antiphlogistique, soit par le seul fait de l'évolution naturelle du travail phlegmasique cette tuméfaction diminue, ce boursouflement disparait, la cicatrisation s'établit et le conduit devient plus perméable. Seulement, si le calibre redevient supérieur à ce qu'il était pendant la période phlegmasique, il ne reprend pas pour cela les dimensions qu'il avait auparavant ; il reste plus ou moins rétréci. Ce rétrécissement peut être à peine appréciable, si la plaie a eu de petites dimensions et si la cicatrice qui lui succède a peu d'étendue ; surtout si elle est linéaire et dirigée parallèlement à l'axe de l'œsophage. Dans ce cas, elle constituera une simple bride, à peine gênante. Mais si la plaie a eu de grandes dimensions, si surtout elle a occupé toute la circonférence de l'œsophage, comme cela arrive habituellement après le détachement d'une eschare produite par l'ingestion d'un caustique, et comme cela peut arriver aussi dans le cas d'ulcères syphilitiques, alors la cicatrice qui remplacera cette plaie formera un anneau fibreux complet. Cet anneau fibreux, inextensible, constituera un rétrécissement très-prononcé, lequel, en vertu de la rétractilité du tissu qui le compose, ira sans cesse en augmentant de façon à finir par oblitérer tout à fait le calibre du conduit œsophagien, jusqu'au point de ne plus permettre l'ingestion d'aucune substance alimentaire, pas même des liquides les plus ténus, tels que le lait, le bouillon ou le vin, et d'amener la mort par inanition.

Cette marche de la maladie, que la théorie fait prévoir, la pratique la confirme journellement, et c'est absolument celle que nous avons observée chez un homme qui est mort dans mon service en 1865, et dont je vais vous montrer l'œsophage, lorsque je vous aurai dit ce qu'il convient de faire pour empêcher un aussi funeste résultat.

Vous comprenez que la conduite du praticien devra différer suivant le moment où il sera consulté. Supposons donc d'abord qu'il assiste à ce que nous pourrions appeler le *prologue* plutôt même que le début du rétrécissement, c'est-à-dire qu'il soit consulté au moment où la plaie œsophagienne vient de se produire ; quand la cicatrice n'est pas encore formée, quand le rétrécissement n'existe pas encore, mais est imminent. Pendant cette première période inflammatoire, dans le cours de laquelle le boursouflement de la muqueuse et des tissus sous-jacents détermine un certain degré d'obstruction du canal œsophagien, sorte de rétrécissement aigu qui cédera en partie de lui-même après la résolution de la phlegmasie, il convient d'avoir recours aux anti-phlogistiques, aux émollients et aux narcotiques. Les sangsues ou les ventouses scarifiées appliquées au devant du sternum, la saignée générale elle-même, si la réaction fébrile est assez vive, seront généralement indiquées, concurremment avec les boissons mucilagineuses, les grands bains tièdes et les cataplasmes. Comme narcotique, la belladone devra être généralement préférée, en raison de son action dilatatrice spéciale ; cependant l'opium réussit presque aussi bien. On les administre l'un et l'autre en potions préférablement, et à la dose de 5 à 10 centigrammes par jour. Leur effet est, en supprimant ou amoindrissant la douleur, de diminuer le spasme qui vient s'ajouter au rétrécissement, surtout pendant cette première période. En même temps que vous combattez, Messieurs, par les moyens que je viens de vous indiquer, l'état inflammatoire, vous devez songer à surveiller la cicatrisation qui sera en train de se faire à l'intérieur de l'œsophage et veiller à ce que la perte de substance ne soit pas remplacée par une cicatrice qui dès l'abord obturerait à peu près complétement l'œsophage ; car cette cicatrice sera, vous le savez, de sa nature excessivement rétractile et l'obstacle qu'elle apportera à la circulation des matières alimentaires ira en augmentant de jour en jour ; c'est pourquoi il importe que, dès les premiers moments, cet obstacle soit aussi atténué que possible. Vous obtiendrez ce résultat en suivant une méthode analogue à celle qui est employée par les chirurgiens qui traitent les rétrécissements de l'urèthre par l'incision. Cette méthode consiste à introduire, dans le canal incisé, un cathéter assez volumineux pour tenir écartées les lèvres de la plaie, afin que la cicatrisation se fasse, non pas linéairement, mais au moyen d'une large surface. Faites de même, introduisez souvent des sondes dans l'œsophage, à l'intérieur duquel vous savez que se fait un travail de cicatrisation. Le passage de ces sondes éloignera les lèvres de la plaie, augmentera l'étendue de la surface cicatricielle et, quoique cette surface doive être plus tard rétractile, contribuera à diminuer pour l'avenir les chances du rétrécissement, ou, du moins, fera que ce rétrécissement ne se produira pas aussi rapidement, et surtout n'atteindra pas un degré de coarctation aussi prononcé que si le travail cicatriciel avait été abandonné à lui-même.

Cette conduite, extrêmement rationnelle, a été conseillée par tous les auteurs qui ont écrit sur ce sujet, et il y a peu de temps j'ai eu à m'applaudir de l'avoir suivie. C'était en 1867, pendant mon passage à l'hôpital Lariboisière ; un homme fort et vigoureux, âgé de 25 à 28 ans, entre dans mon service, immédiatement après avoir avalé de l'acide sulfurique, avec l'intention de se suicider. Il présente de chaque côté des commissures labiales une traînée jaunâtre, descendant jusque sur le menton, véritable eschare, causée par le passage du liquide caustique ; la muqueuse buccale est également revêtue d'une eschare, blanche sur les lèvres et à l'intérieur des joues, noirâtre sur le dos de la langue. Les renseignements que me donne le malade me portent à penser que la majeure partie du poison a été immédiatement rejetée par une régurgitation convulsive et qu'il n'en a pas été ingéré plus d'une gorgée. Cependant le patient accuse une vive douleur, non pas seulement au pharynx, mais aussi le long de l'œsophage et jusqu'à l'épigastre. Aussi je suppose que s'il n'a pas été absorbé une quantité de poison suffisante pour donner la mort, il en a cependant pénétré assez jusque dans l'estomac pour que des désordres sérieux soient à redouter et je me décide à agir en conséquence. Une boisson légèrement alcaline est prescrite ; on alterne l'eau de chaux avec l'eau de Vichy ; la déglutition étant pénible et douloureuse, je fais dès le premier jour appliquer des sangsues, d'abord à l'épigastre, puis au devant du sternum; j'ordonne une potion avec 5 centigrammes d'extrait thébaïque; je ne permets d'abord qu'un peu de lait, puis des potages seulement. Au bout de 8 à 10 jours, pendant lesquels la dysphagie fut très-prononcée et la déglutition extrêmement douloureuse, notre malade commença à manger des aliments presque solides. C'est alors que j'entrepris de faire passer une sonde de gros calibre dans son œsophage. Malgré un peu de résistance et de douleur, ce cathétérisme fut assez facile, et je le fis renouveler, tous les 2 ou 3 jours, jusqu'à ce que le malade, ayant recouvré son appétit et ses forces, mangeant bien, avalant aussi facilement qu'avant sa tentative d'empoisonnement, demanda à quitter l'hôpital. Il se croyait alors à l'abri de tout accident ultérieur, et bien des personnes auraient pu partager sa sécurité ; mais l'expérience de faits tout semblables me faisait tenir sur mes gardes, et, en le laissant partir, je lui recommandai de venir me trouver dès qu'il éprouverait une nouvelle gêne dans la déglutition. Six semaines ne s'étaient pas écoulées que cet homme rentrait dans mon service, se plaignant de ne pouvoir avaler d'aliments solides et d'être obligé de se nourrir exclusivement de potages, de bouillies ou de purées. La sonde qui nous avait servi pendant son premier séjour ne passait plus et nous dûmes en prendre une plus petite, tant son œsophage s'était rétréci par suite de la rétraction de la cicatrice qui avait remplacé les eschares déterminées par l'acide sulfurique. Quelques jours de l'emploi de cette sonde nous suffirent pour nous permettre d'introduire la plus volumineuse, et, sans autre traitement qu'une dilatation répétée deux fois par jour, au moyen du cathétérisme, le malade ne tarda pas à se trouver dans le même état qu'au moment où, pour la première fois, il avait quitté l'hôpital. Toutefois, il fit un peu plus sérieusement attention à nos recommandations; c'était un ouvrier mécanicien, assez intelligent, il avait appris à se cathétériser lui-même l'œsophage, et il se munit de sondes dont il nous promit de continuer à faire usage quand il serait rentré chez lui. Il a tenu parole, et plusieurs fois depuis il est revenu me voir, me racontant que lorsqu'il reste plus de 8 à 10 jours sans passer sa sonde il est averti que son œsophage redevient plus étroit, car il éprouve de la difficulté à avaler les bouchées un peu grosses; alors il se hâte de recourir à son instrument, et il lui suffit de s'en servir pendant 3 ou 4 jours pour que tout rentre dans l'ordre. J'ai suivi ce malade pendant près d'une année, et, quoique je ne l'aie pas revu depuis plusieurs mois, je crois qu'il doit continuer à se cathétériser régulièrement, pendant longtemps encore, avant de se considérer comme étant définitivement à l'abri du rétrécissement œsophagien qui le menace et que nous sommes si heureusement parvenu à lui faire éviter jusqu'à ce jour.

Cet exemple, confirmant les préceptes que je formulais il y a un instant, vous montre à quels résultats on peut arriver en dirigeant sa conduite d'après les règles que je vous ai tracées. Mais l'enseignement que je veux vous donner ne serait pas complet si, en regard de ce fait, dans lequel le rétrécissement a été non pas guéri mais empêché de se produire, je n'en plaçais un autre vous permettant de voir ce que devient une semblable maladie lorsqu'elle est abandonnée à elle-même. Ce qu'elle devient, Messieurs, c'est sur une pièce d'anatomie pathologique que nous pouvons le constater, car elle conduit à peu près fatalement à la mort et à un genre de mort cruel entre tous : la mort par inanition, ou, pour employer l'expression consacrée par Chosat, par *inanitiation,* car les malheureux peuvent encore prendre quelques aliments, mais en quantité insuffisante pour se soutenir.

Voici un œsophage ayant appartenu à un homme à peu près aussi jeune que celui dont je viens de vous raconter l'histoire et qui est venu succomber dans mon service de cet hôpital, en 1865. Comme l'autre, il avait ingéré un liquide caustique, non pas volontairement, mais par mégarde; ce liquide était de la solution de potasse d'Amérique. Seulement il ne s'était pas adressé à nous immédiatement après son accident, mais bien 2 ou 3 mois plus tard, alors que les premiers symptômes, une fois dissipés, avaient été suivis d'une période de rémission à laquelle n'avaient pas tardé à succéder de nouveaux phénomènes morbides, indiquant à ne s'y pas méprendre la présence du rétrécissement de l'œsophage. Ce rétrécissement, qui s'était formé graduellement, en était arrivé à un degré tel qu'il ne permettait même plus le passage des liquides; le malade ne put être cathétérisé. Sa vie fut soutenue aussi longtemps que possible à l'aide des moyens artificiels habituellement employés en pareil cas; mais la mort était inévitable, elle arriva. Le malade était réduit au plus extrême degré d'émaciation qui se puisse imaginer. Son œsophage, que j'ai conservé avec soin, est, comme vous le voyez, rétréci dans une longueur de plus de 8 centimètres, et la coarctation est telle que, même sur cette pièce détachée du cadavre, il ne nous a pas été possible de faire passer le plus mince de nos stylets de trousse. Notez du reste que le rétrécissement était également prononcé sur toute cette longueur de 8 centimètres et que, sur cette même longueur, les parois œsophagiennes, constituées par un tissu cicatriciel, fibreux, résistant, ont plus d'un centimètre d'épaisseur. Au-dessus se trouve une dilatation ampullaire, dans laquelle s'accumulaient les aliments et les boissons avant d'être rejetés par régurgitation. Je ne doute pas que, si chez cet individu on eût pratiqué, dès le principe, le cathétérisme de l'œsophage, et si on l'eût continué ensuite d'une façon méthodique et régulière, comme je l'ai fait chez mon malade de l'hôpital Lariboisière, on ne fût parvenu aussi à s'opposer aux progrès de ce rétrécissement, et on eût pu lui conserver la vie. Il aurait pu encore en être de même si à une période moins avancée il eût réclamé des soins, alors que son rétrécissement, déjà constitué, et apportant un obstacle des plus sérieux à l'alimentation, était cependant encore susceptible d'être traversé par un cathéter. Dans ces cas on peut, en effet, comme dans les rétrécissements de l'urèthre, obtenir une guérison, sinon complète, au moins relative, à l'aide de la dilatation opérée au moyen de sondes d'un diamètre graduellement croissant. Vous trouverez dans les savantes leçons cliniques de mon excellent maître M. Béhier, la relation de plusieurs cas de guérison ainsi obtenue. Malheureusement ces faits favorables ne constituent qu'une bien faible minorité au milieu des 161 observations analysées par l'infatigable professeur, et, si nous ne tenons compte que des rétrécissements cicatriciels, les seuls qui nous occupent en ce moment, nous trouvons dans son relevé, en face des quelques cas de guérison obtenue par la dilatation (1), des faits au moins aussi nombreux dans lesquels elle n'a pu empêcher une terminaison funeste (2), et d'autres où elle a certainement eu une action plutôt nuisible qu'efficace (3).

La cautérisation associée à la dilatation, d'après la méthode de Gendron, ne donne pas de beaucoup plus beaux résultats, et, du reste, elle ne peut, comme la dilatation simple, être employée que si le rétrécissement est franchissable ; mais, s'il ne l'est pas, si, même avec une bougie extrêmement fine, on ne peut pénétrer jusque dans l'estomac, ou si, y ayant pénétré, on ne peut obtenir une dilatation telle que les aliments puissent passer, comme ç'eût été le cas sur le sujet dont je vous présente l'œsophage, que faudrait-il faire? Le cathétérisme forcé et l'incision du rétrécissement sont choses impraticables, auxquelles vous ne devez pas songer et qui exposeraient aux plus graves dangers celui qui serait assez téméraire pour y avoir recours. Il suffit, du reste, d'être prévenu des sérieux accidents qui peuvent survenir et qui se sont trop souvent produits après le cathétérisme le plus simple, le plus méthodique et le plus doucement pratiqué, pour se garder de ces pratiques violentes et dangereuses. Je ne vous en parle donc que pour les proscrire.

Il faut cependant, de toute nécessité, qu'une voie soit ouverte aux aliments, et si l'on se trouve dans l'impossibilité de rétablir celle qui a été oblitérée, il devient indispensable d'en pratiquer une nouvelle dans un point du tube digestif placé au-dessous du rétrécissement. Si ce rétrécissement est à la partie supérieure de l'œsophage, en arrière du larynx, on pourra ouvrir le conduit à sa région cervicale, établir une fistule œsophagienne au cou et nourrir ainsi le malade. Mais si, comme cela avait lieu chez notre sujet, le rétrécissement est vers la partie moyenne ou inférieure de l'œsophage, sur la portion contenue dans la cage thoracique, l'ouverture ne pourra plus être pratiquée sur le conduit lui-même et l'estomac sera le point le plus élevé des voies digestives que l'opérateur pourra atteindre. Or, Messieurs, c'est une opération extrêmement hardie, audacieuse même que celle qui consiste à aller pratiquer une incision à l'estomac. Mais, si audacieuse qu'elle soit, elle ne doit

(1) Observations 4, 5, 7, 8, 9, dilatation seule. — Obs. 159, dilatation avec cautérisation.
(2) Obs. 1, 1 *bis*, 3, 6, 10, 13, 14, 16, 17, 34, 122, 123, 124.
(3) Obs. 12, 15, 25, 81, 131, 132, 134.

pas être repoussée sans un sérieux examen. Elle a tenté un esprit des plus entreprenants, celui de Sédillot, et quoique entre ses mains habiles elle n'ait pas été suivie de succès, je crois qu'elle peut, qu'elle doit être même encore essayée de nouveau, car c'est le seul moyen qui, dans beaucoup de circonstances, restera pour arracher un malade à une mort aussi affreuse qu'inévitable. Elle n'a pas réussi, soit; mais avec de nouvelles précautions et en modifiant le manuel opératoire, ne peut-elle réussir mieux ? N'avons-nous pas pour nous encourager l'histoire du Canadien sur lequel M. de Beaumont a fait ses intéressantes expériences sur la digestion, et devons-nous déclarer l'art impuissant à reproduire une fistule semblable à celle qui, dans ce cas, s'était établie d'une façon toute fortuite et sans détriment sérieux pour la santé du sujet? Je vous avoue que, en ce qui me concerne, je suis loin de considérer la question comme définitivement jugée.

On a pratiqué la *gastrostomie* dans des cas de rétrécissement cancéreux de l'œsophage; c'était une faute. Le cancer constitue une contre-indication formelle, et c'est pourquoi j'insiste tant, afin que vous ne confondiez pas dans une même description le rétrécissement cicatriciel de l'œsophage et les oblitérations de ce conduit par la matière cancéreuse. Cette faute n'est pas la seule qu'on ait commise. On a attendu que les malades fussent arrivés au dernier degré de marasme et d'émaciation pour tenter cette suprême ressource de l'opération, et on n'y a eu recours qu'à un moment où l'organisme était tellement épuisé qu'il ne pouvait plus, non-seulement résister à l'ébranlement résultant de l'opération, mais même suffire au travail de réparation qui devait la suivre. Enfin, on est entré d'emblée jusque dans l'estomac et on a cherché à unir les bords de la plaie cutanée à ceux de la plaie stomacale, à l'aide de points de suture qui devaient forcément être tiraillés pendant les mouvements de réplétion ou de vacuité du viscère, pendant les secousses imprimées par la toux, ce qui permettait le passage trop facile des liquides jusque dans la cavité péritonéale et augmentait d'autant les causes de la péritonite à laquelle les opérés devaient succomber.

C'est dans des conditions toutes différentes que l'opération doit être tentée à l'avenir, si on veut qu'elle réussisse. En premier lieu, je mets complétement de côté les rétrécissements cancéreux qui ne peuvent donner que des résultats funestes. En second lieu, j'estime que, si l'on doit se décider à pratiquer une opération, il est indispensable d'être assez fermement convaincu de son utilité pour oser la tenter avant que le malade en soit réduit à la dernière extrémité (1). Il faut savoir recon

(1) Il est également essentiel qu'il n'y ait pas au-dessous du rétrécissement œsophagien d'autres altérations qui par elles-mêmes soient de nature à entraîner la mort. Ainsi, il y a quelques années, un de nos plus savants confrères, M. le docteur Charcellay, professeur de clinique à l'Ecole de médecine de Tours, me racontait l'observation d'un malade qui, ayant bu une certaine quantité d'acide sulfurique dilué (eau de cuivre), avait succombé plusieurs mois après en présentant, concurremment avec les symptômes d'un rétré

naître l'inefficacité des autres moyens assez à temps pour y renoncer dès qu'ils sont inutiles et quand le malade a encore les forces suffisantes pour se rétablir. Ce point est d'autant plus essentiel que l'opération, telle que je la comprends, doit être pratiquée avec lenteur, en plusieurs temps et surtout en plusieurs jours.

Je voudrais qu'avant de pénétrer dans la cavité stomacale on eût soin d'établir des adhérences entre l'estomac et la paroi abdominale antérieure. On pourrait suivre pour cela un des procédés employés pour l'ouverture des kystes du foie et avoir recours, soit à des applications réitérées de caustique, soit à l'introduction d'un certain nombre d'aiguilles à acupuncture; le premier des deux moyens me paraissant préférable au second. Je crois même qu'il ne faudrait pas pratiquer tout de suite une large ouverture à l'estomac. Il serait, à mon avis, préférable de n'y pénétrer d'abord que par un simple pertuis, capable de recevoir la canule d'un gros trocart. Cela serait suffisant pour injecter d'abord des aliments liquides; puis, on pourrait agrandir cette ouverture de deux façons, soit en en pratiquant une toute semblable à 3 centimètres de distance et en passant de l'une à l'autre une anse de fil qui, serrée graduellement, finirait par sectionner peu à peu le pont intermédiaire, soit en se servant d'un des nombreux instruments employés pour détruire l'éperon intestinal dans les cas d'anus contre nature. La pince de Dupuytren, par exemple, pourrait très-bien permettre de donner à l'ouverture toute l'étendue désirée, en favorisant les adhérences péritonéales entre l'estomac et la paroi antérieure de l'abdomen.

Une fois la fistule stomacale ainsi établie, avec un diamètre tel qu'il serait possible d'y adapter une canule de 10 à 15 millimètres de diamètre, il ne suffirait pas d'injecter dans cet estomac une quantité déterminée d'aliments liquides ou réduits en bouillie pour assurer le rétablissement de la santé. L'œsophage peut à la rigueur être considéré comme un tube inerte dont l'unique fonction est de déverser dans l'estomac les substances, quelles qu'elles soient, qui lui sont transmises ; mais au-dessus de lui se trouve la bouche dans laquelle ces substances ont subi un travail essentiel qui n'est pas seulement la trituration, c'est l'insalivation. Or, si vous réfléchissez, d'une part, combien il importe de ne pas soustraire les substances alimentaires à cette influence de l'insalivation; si vous vous rappelez, d'autre part, que d'après les expériences mêmes de Beaumont, auxquelles je faisais allusion il y a un instant, la sécrétion du suc gastrique est activée par le seul fait de l'impression que les substances sapides exercent sur les papilles gustatives, par leur simple introduction dans la bouche, et avant même qu'elles soient déversées dans l'estomac, vous comprendrez pourquoi dépérissent si promptement

cissement de l'œsophage, ceux d'une inflammation stomacale, qui était allée jusqu'à l'ulcération. Il est évident que, dans un cas pareil, l'établissement d'une fistule gastrique n'aurait pu avoir aucun résultat avantageux.

les individus que l'on est obligé de nourrir artificiellement avec la sonde, tels que les aliénés mélancoliques ou les opérés qui ont subi l'ablation d'un des os maxillaires, et vous reconnaîtrez la nécessité de ne pas supprimer l'acte de la mastication chez l'individu auquel vous aurez pratiqué une fistule stomacale. Il sera donc indispensable que cet individu mâche lui-même ses aliments ; après les avoir mastiqués et insalivés il les déversera dans une sorte d'entonnoir terminé par un tube flexible qui les conduira jusque dans l'estomac. De cette façon, l'œsophage seul sera supprimé, et, comme il n'a aucune action directe sur la nutrition, cette dernière pourra s'accomplir dans des conditions satisfaisantes. Il en résultera ce que j'avais l'honneur de vous dire en commençant, que le rétrécissement de l'œsophage, maladie à peu près forcément mortelle, pourra se trouver transformée en une simple infirmité, parfaitement compatible avec le bon entretien de la vie. C'est là, me dira-t-on, une simple hypothèse ; mais convenez, Messieurs, que c'est une hypothèse rassurante mise en face d'une bien triste et bien douloureuse réalité, et, pour mon compte, je dois vous déclarer que, si jamais il m'arrive de me retrouver en présence d'un malade placé dans les mêmes conditions que l'était le sujet dont voici l'œsophage, je n'hésiterai pas à lui pratiquer la gastrostomie dans les conditions que je viens de vous indiquer. Je le ferai avec l'espoir de lui être sérieusement utile et avec la certitude consolante de ne pas pouvoir arriver à un résultat plus déplorable que celui auquel le conduirait fatalement une inaction dangereuse à force de vouloir être trop prudente.

Action du Bromure de potassium dans le Traitement d'un cas de Chorée rhumatismale grave

L'idée d'appliquer au traitement de la chorée le bromure de potassinm, qui donne de si merveilleux résultats dans le traitement de l'épilepsie, ne saurait être considérée comme une nouvelle ; elle a dû naître forcément dans l'esprit de tous ceux qui ont expérimenté l'action thérapeutique de ce précieux médicament, en même temps qu'elle pouvait se déduire de la connaissance de ses effets physiologiques sur l'homme sain. Mais c'est, je crois, à notre savant collègue M. Gubler que revient le mérite d'avoir tenté les premiers essais, ou tout au moins d'avoir publié les premières expériences dont les résultats nous soient connus. Les succès, aussi brillants que rapides, dont il a donné la relation, n'ont cependant pas suffi pour généraliser beaucoup cette méthode de traitement, car c'est à peine si elle est indiquée dans une thèse importante, publiée cette année même, *Sur l'action physiologique et thérapeutique du bromure de potassium*, où tout ce qui en est dit se borne à cette simple phrase : « On trouve dans la thèse de M. Dumont une observation de « chorée récidivée, guérie en quatre jours. On ne voit pas qu'on ait renouvelé l'es- « sai. » (*Zaepffel*, *Thèses de Paris*, 22 janvier 1869.)

Plus récemment encore, dans son numéro du 17 avril 1869, la *Gazette des hôpitaux* considérait comme isolé un cas de chorée, guérie par le bromure de potassium, que lui communiquait M. J. Worms, et elle s'autorisait, à bon droit, de cette observation extrêmement intéressante pour engager les praticiens à essayer de cette méthode de traitement.

Les faits ne sont pourtant pas aussi rares qu'on serait tenté de le supposer après cette double indication. D'abord M. Gubler en a cité plusieurs dans son *Commentaire sur le Codex;* puis, tous n'ont pas été publiés. Je sais que d'autres de mes collègues en ont observé dans leur pratique nosocomiale; moi-même j'en possède un qui remonte à près de deux ans; mais, dans la plupart de ces faits qui sont restés ignorés, les résultats n'ont été ni aussi beaux, ni aussi rapides qu'on avait cru pouvoir l'espérer, et c'est probablement pour cela qu'ils n'ont pas été publiés. J'en conclurais volontiers que l'influence du bromure de potassium sur la durée totale de la chorée n'est peut-être pas aussi marquée que les premiers succès obtenus avaient pu le faire espérer, et que la cessation définitive d'accidents choréiques intenses, après quatre ou cinq jours de traitement, doit toujours être considérée comme un fait exceptionnel, sur la reproduction duquel il ne faut pas trop compter. Mais ce n'est pas seulement par sa durée, souvent si longue, que la chorée intéresse le médecin ; c'est aussi, et plus encore, par son intensité, car cette intensité peut, à elle seule, constituer un danger sérieux. Or, s'il n'y a qu'un intérêt médiocre à abréger de quelques jours une chorée d'intensité moyenne, qui est destinée à se terminer forcément par la guérison, il y a, au contraire, un intérêt immense à modérer le plus promptement possible l'intensité des mouvements choréiques incessants et désordonnés d'une chorée grave qui peut, en quelques jours, amener la mort. C'est en calmant, en modérant rapidement un état aussi alarmant, que le bromure de potassium a agi dans le cas que je vais avoir l'honneur de rapporter, et qui, pour cela seul, me paraît digne d'attirer l'attention.

OBSERVATION (1). — D... (Jules), garçon marchand de vin, âgé de 14 ans et 3 mois (né le 3 novembre 1854), entre à la Pitié le 9 février 1869, dans le service de M. Gallard (salle Sainte-Marthe, n° 1). Il est maigre, chétif, ses muscles sont peu développés, mais sa taille est élevée pour son âge. C'est le quatrième enfant d'une famille composée de huit enfants, tous bien portants et n'ayant jamais présenté d'affection semblable à celle dont il est actuellement atteint. Sa mère est morte phthisique, il y a six ans ; son père a eu des rhumatismes.

Notre petit malade n'est pas né à Paris, mais il habite cette ville depuis l'âge de 2 mois ; à 8 ans, et peu de temps après la mort de sa mère, il fut placé à l'orphelinat Saint-Charles. Depuis lors, il a mené une existence très-misérable et très-agitée, changeant à chaque instant de genre d'existence, et même de domicile. D'abord on lui apprit à tricoter, puis à 11 ans 1/2 on le mit au jardinage ; à 12 ans 1/2 il quitta l'orphelinat pour habiter trois mois chez son père, cordonnier à Belleville, qui l'employa à faire ses courses. Il fut ensuite placé chez un de ses parents, en qualité d'apprenti jardinier. Le 3 novembre 1867, il reçut un coup de pied de cheval sur le pied droit : il fut traité pour cette blessure par les douches et les frictions jusqu'au mois de mars 1868. Le 8 mars, il entre en service chez un marchand de vin, où il est mal nourri, mal couché, obligé de passer presque toutes ses nuits à descendre à la cave et à monter aux chambres, pour servir la clientèle. Quand il pouvait se coucher, c'était tout habillé et sur un matelas étendu par terre dans la boutique de son patron. Au mois de septembre, il change de patron, et dès lors il est un peu mieux nourri, moins fatigué, mieux couché, quoique dans une chambre humide. C'est alors qu'il fut pris du rhumatisme articulaire aigu et conduit à l'Hôtel-Dieu, où il a séjourné du 24 décembre 1868 au 21 janvier 1869 ; le rhumatisme dont il était affecté s'est généralisé à toutes les articulations, sans complications du côté du cœur. Le 21 janvier, il fut envoyé à Vincennes, où il séjourna jusqu'au 9 février.

C'est le 4 février qu'il ressentit les premières atteintes de sa maladie, ou du moins c'est à

---

(1) Les détails de cette observation ont été recueillis et rédigés avec beaucoup de soin par M. AVOINNE, élève de mon service.

partir de ce jour qu'il s'aperçut, sur la remarque qui lui en fut faite, qu'il grimaçait et était involontairement agité de mouvements irréguliers.

A l'Hôtel-Dieu, sitôt qu'il a pu remuer, il se rappelle, maintenant que son attention est appelée de ce côté, qu'il a eu des petits mouvements, des soubresauts passagers, involontaires, auxquels il n'attacha alors aucune importance, parce que toujours, dit-il, il a été très-remuant « comme du vif argent. » Pendant son séjour à Vincennes, ces phénomènes ne sont pas plus marqués jusqu'au 4 février ; mais ce jour, au réfectoire, on lui fit observer qu'il faisait des grimaces, et il remarqua lui-même que son bras gauche était pris de mouvements involontaires, saccadés, désordonnés ; trois jours après, ces mouvements s'étendaient aux jambes, et son bras droit était pris en dernier lieu : on le plaça à l'infirmerie, où on lui fit prendre un bain sulfureux ; mais, son état allant toujours s'aggravant, on se décida à le diriger de nouveau sur un hôpital de Paris, et c'est alors qu'il fut admis dans notre service.

Le 11 février au matin, nous le voyons pour la première fois : l'agitation de tous les membres est extrême ; cette agitation semble encore augmentée par la présence des élèves du service et par l'examen auquel nous le soumettons. Si on le fait marcher, il se précipite, se heurte sur tout ce qui l'entoure, et, sans l'appui qui lui est prêté, il tomberait infailliblement ; aux questions qui lui sont adressées, il peut à peine répondre, éclate en sanglots, pousse des cris à tout propos. Cependant nous constatons que son intelligence est intacte, et que sa mémoire n'a subi aucune atteinte. Les pupilles sont très-dilatées ; cependant la vue n'est pas pervertie ; la sensibilité est abolie du côté gauche et amoindrie du côté droit ; la veille, il a pris un bain sulfureux ; on le laisse en repos pour cette journée.

12 février. La nuit a été très-mauvaise, sans sommeil. Le malade s'est jeté plusieurs fois à bas de son lit ; du reste, son état est sensiblement le même ; *on prescrit de nouveau un bain sulfureux*. A la visite du soir, le malade, à notre vue, s'écrie en pleurant qu'il ne veut plus prendre de bain, qu'il a été brûlé ; son exaspération semble poussée au dernier paroxysme ; il est impossible de le faire manger ; le voisinage et le pourtour de toutes les articulations des membres est rouge et enflammé par suite du frottement exercé sur les draps du lit pendant les mouvements désordonnés qu'il ne cesse d'exécuter.

13 février. La nuit a été extrêmement agitée ; insomnie à peu près complète, cris, pleurs ; l'érythème a augmenté depuis la veille. M. Gallard porte un pronostic grave : il craint la formation d'eschares au pourtour des articulations, qui commencent à s'excorier. — *Julep avec 1 gramme de chloroforme.*

14. Le julep n'a produit aucun soulagement, aucun calme : l'état est le même ; le petit malade a refusé toute nourriture ; il s'est jeté cinq fois à bas de son lit pendant la nuit. La maigreur est excessive. — *Julep avec 1 gramme de bromure de potassium.*

15. Le malade a été plus calme pendant la nuit ; il a dormi quelques heures, ne s'est pas jeté à bas de son lit ; les mouvements ont diminué de fréquence ; cependant il ne peut encore saisir une épingle placée sur un plan horizontal. La rougeur érythémateuse a presque disparu. — *Julep avec 2 grammes de bromure de potassium ; exercice gymnastique.*

Ces exercices sont dirigés par un de nos malades sur les indications que nous lui avons données : ils consistent dans une marche cadencée et dans des mouvements rhythmés des bras exécutés en mesure, et d'après le commandement.

16. Le malade s'est prêté à l'exercice qu'on lui a fait faire dans la salle ; il est resté levé quelques heures ; il a peu dormi la nuit, tout en étant moins agité que les nuits précédentes ; il attribue son insomnie à la douleur causée par une dent cariée. — *Julep avec 3 grammes de bromure de potassium* (pour calmer des douleurs de dent qui l'empêchent de dormir, on lui place le soir une pilule de 5 centigrammes d'extrait thébaïque dans sa dent cariée, l'avulsion de la dent étant rendue impossible par l'agitation du malade).

17. Le malade a bien dormi toute la nuit ; hier, dans la journée, on l'a descendu une heure environ dans la cour ; à son retour dans la salle, il avait un peu plus d'agitation : son caractère est toujours très-irascible ; cependant, il semble pleurer moins facilement, et se prête volontiers à l'exercice qu'on lui fait faire. (*Même prescription.*)

18. La sensibilité revient un peu du côté gauche ; il y a eu une légère agitation hier dans la soirée, mais il a bien dormi. En somme, il se trouve mieux ce matin. (*Même prescription.*)

19. Nuit bonne ; l'agitation diminue sensiblement.

20. Le malade a été porté dans la cour hier pendant la journée ; il a pu remonter seul les escaliers en s'aidant de la rampe, et il n'est pas sans intérêt de faire remarquer que notre salle est dans les combles d'un bâtiment fort élevé ; il a très-bien dormi la nuit dernière.

21. Nuit très-bonne ; lorsque le malade est dans son lit, il n'éprouve plus que de rares mouvements dans le bras droit.

22. Le mieux persiste. — *Julep avec 4 grammes de bromure de potassium.*

25. Extraction de la dent qui le faisait souffrir ; suppression de la pilule d'extrait thébaïque, qu'il aimait à avaler, « parce que, disait-il, elle le faisait dormir. »

27. Le malade dort profondément, peut prendre son pain pour manger. La sensibilité ne revient que bien incomplétement.

A partir de ce jour, nous commençons à lui faire prendre chaque jour un bain sulfureux de la durée d'une heure.

28. S'est bien trouvé de son premier bain ; est délivré des frayeurs qu'il éprouvait au souvenir du bain pris le 12 février.

7 mars. Le bromure de potassium lui provoque une légère douleur dans la gorge ; il est supprimé ; le bain sulfureux est pris chaque jour.

9. Le malade mange seul, peut ôter et remettre une épingle à une pelote, la saisir facilement sur une feuille de papier ; porter des objets à la main. La sensibilité revient visiblement.

10. On prescrit 10 cent. d'oxalate de fer.

11. Le malade porte à la main deux bouteilles de 120 grammes chacune, remplies de liquide, sans les renverser ; il reste fort longtemps au port d'arme sans être agité.

16. Le malade peut écrire ; mais, au bout de quelques lignes, il se fatigue, ne peut plus tenir sa plume ; si on le force à continuer, il est pris de mouvements saccadés, identiques à ceux des premiers jours.

21. Le mieux se manifeste de plus en plus ; la sensibilité est complétement rétablie ; son écriture devient plus correcte, mieux formée ; en notre présence, il porte un petit bassin rempli d'eau sans renverser le contenu. Tous les jours, il est occupé à nettoyer dans la salle. On continue toujours son traitement par l'oxalate de fer et les bains sulfureux.

1er avril. Notre malade doit être considéré comme guéri depuis plusieurs jours ; avec l'embonpoint est revenue la coloration rosée du visage ; il tricote, lit, écrit, se livre à tous les travaux qu'exige le service de la salle ; son caractère est gai, enjoué ; il serait impossible à un étranger, à la vue de cet enfant, de dire qu'il a été atteint d'une chorée ayant mis ses jours en danger. Nous le gardons encore quelque temps dans le service, jusqu'à ce que des personnes qui s'intéressent à sa triste position aient pu lui trouver une place ; mais il n'est plus en traitement. Cette prolongation de séjour, qui dure près d'un mois, nous permet de constater la persistance et la solidité de la guérison.

Je n'ai pas besoin de justifier la double qualification que j'ai cru devoir donner à ce cas de chorée. En effet, la nature *rhumatismale* de la maladie ressort de la filiation même des accidents qui viennent d'être énumérés, et il n'est pas possible de la contester. Quant à la *gravité,* elle est non moins évidente, et il suffit de se rappeler l'état de cet enfant qui ne pouvait ni marcher, ni se tenir debout, ni même manger ; que l'on était obligé de tenir dans les bras pour le porter jusque dans la salle ; qui ne pouvait être maintenu dans son bain ; qui se jetait cinq fois à bas de son lit, pendant le cours d'une nuit ; qui n'avait ni sommeil, ni repos ; dont la peau s'enflammait et s'excoriait au contact des draps de son lit, par suite de frottements résultant des mouvements incessants et désordonnés, pour comprendre toutes les craintes qu'un semblable état devait m'inspirer. Ces craintes une fois justifiées, voyons comment a agi le traitement pour les dissiper. Pendant deux jours, j'insiste sur les bains sulfureux qui ne peuvent être supportés. Le troisième jour, je donne du chloroforme à l'intérieur, me réservant de l'employer plus tard en inhalations, comme cela a si bien réussi dans certains cas rapportés par mon ancien collègue d'internat, M. Géry fils ; mais, loin d'obtenir le moindre amendement, je vois les symptômes s'aggraver de la façon la plus alarmante. Mon malade ne mange ni ne dort ; il est agité de mouvements perpétuels ; il présente une exaltation nerveuse, très-marquée ; il maigrit rapidement ; enfin, sa peau menace de s'excorier et elle est le siége d'une rougeur érythémateuse très-manifeste sur toutes les parties qui sont le siége des frottements les plus multiples. C'est dans ces conditions que je donne le bromure de potassium, à la dose d'un gramme seulement, et, dès le lendemain, il y a une amélioration manifeste. Le malade a dormi ; il est resté calme et paisible dans le même lit duquel il avait été précipité à cinq reprises différentes, par ses mouvements désordonnés, pendant la nuit qui avait précédé. Il n'est pas possible de ne pas voir une corrélation évidente entre cette amélioration si rapide et l'effet du médicament qui a été administré. Cette amélioration s'accentue davantage les jours suivants, alors que la dose de bromure de potassium est portée successivement à 2 grammes, puis à 3, enfin à 4 grammes. Cette dernière dose, déjà assez forte pour un enfant de cet âge, n'est atteinte qu'au bout de huit jours, alors que toutes les craintes relativement à la possibilité d'une terminaison funeste ont déjà complétement disparu. On m'objectera que le bromure de potassium, n'ayant pas constitué à lui seul tout le traitement, il serait injuste de lui rapporter tout l'honneur de la guérison. Cela est vrai; mais, même en tenant compte de l'aide qui a pu lui être apporté par les moyens accessoires, employés concurremment avec lui, il est facile d'établir la part qui lui revient légitimement. Ainsi, c'est au bromure de potassium seul que nous devons la première nuit de repos, obtenue immédiatement après son administration, et alors qu'il était donné seul. Dès le lendemain, la gymnastique a été associée, dans une certaine mesure, au traitement bromuré; mais elle n'a pu l'être efficacement que parce que le bromure avait déjà déterminé une sédation manifeste des mouvements choréiques. Enfin, l'action de l'opium, administré dans le but de diminuer une violente odontalgie, a pu et certainement a dû s'associer à celle du bromure. Mais il convient de faire remarquer que la pilule de 5 centigrammes d'extrait d'opium n'a été placée dans la dent douloureuse que trois jours après le début du traitement bromuré, et alors que le sel bromo-potassique, porté à la dose de 3 grammes par jour, avait déjà suffi à produire du sommeil et du calme pendant l'état de veille; alors que le malade commençait à marcher assez convenablement au commandement du professeur de gymnastique que nous lui avions improvisé. Plus tard, les bains sulfureux furent administrés; mais, s'ils contribuèrent alors à assurer la guérison comme le firent les préparations de quinquina et de fer qui furent également employées par la suite, il ne faut pas oublier qu'ils avaient été impuissants à préparer cette guérison, car le malade n'avait même pas pu supporter les bains sulfureux qui lui avaient été prescrits dès le début.

Pour pouvoir suivre avec plus de régularité les progrès de cette guérison et marquer avec une précision aussi exacte que possible l'époque à laquelle il convient de la considérer comme définitive, j'ai eu l'idée d'engager le malade à écrire chaque jour quelques lignes que j'ai conservées et qui, rapprochées les unes des autres, donnent la mesure en quelque sorte mathématique de l'amélioration obtenue. Les caractères qu'il traçait, informes et irréguliers dès les premiers jours où il a pu tenir une plume, c'est-à-dire vers le 15 mars, se sont peu à peu affermis, et on peut voir, d'après ce que notre petit malade a écrit à la date du 20 mars, qu'à cette époque il était complétement guéri. Si nous prenons cette dernière date comme terme de la maladie, dont les symptômes ne se sont plus montrés depuis lors, nous en conclurons que, dans ce cas, la chorée a duré en tout 44 jours, depuis son début qui remonte au 4 février, et que la guérison a été complète au bout de 34 jours de traitement. Cette durée, comparée à la durée moyenne de la chorée, qui oscille généralement entre 50 et 80 jours, serait déjà par elle-même assez satisfaisante pour justifier le traitement par le bromure de potassium; mais, ainsi que je le disais en commençant, ce n'est pas par la façon dont il a pu abréger le cours de la maladie que ce médicament me paraît avoir agi, c'est surtout par la manière dont il a calmé des symptômes graves et alarmants, qu'il a été pour moi d'un précieux secours. Aussi, si je me permets de recommander le bromure de potassium, c'est moins dans le traitement des chorées ordinaires, sur la durée desquelles il ne m'a paru exercer qu'une action fort douteuse, que dans celui de ces chorées graves, trop souvent mortelles, dont la terminaison fatale est la conséquence de l'épuisement causé par des mouvements incessants et désordonnés, rebelles à tous les autres agents thérapeutiques, et qui se sont si rapidement calmés, sous l'influence de ce précieux médicament, chez le jeune sujet dont je viens de rapporter l'observation.

De la Vaccine (¹)

Messieurs,

En présence de l'épidémie de variole qui règne actuellement dans Paris, j'avais résolu de vous faire une série de leçons sur cette maladie lorsqu'on a enlevé de nos services les varioleux, pour les mettre dans des salles séparées. Je ne me plains certainement pas de cette mesure, quoiqu'elle restreigne le cadre de nos études, et je suis sûr que les malades qui nous restent s'en plaindront encore moins que moi. Cependant, je me demande si les individus atteints de variole n'auront pas à souffrir de l'encombrement auquel on les expose en les réunissant en grand nombre dans le même local, et s'ils ne payeront pas, par une mortalité plus grande, la sécurité que leur éloignement de nos services assure aux autres malades. C'est une question qui doit être étudiée, et dont il ne m'appartient pas, quant à présent, de préjuger la solution, mais que je crois utile de signaler à la sollicitude éclairée de l'Administration supérieure.

Du moment où je n'avais plus de varioleux à vous montrer, j'ai pensé qu'il pourrait vous être utile d'étudier cliniquement le préservatif de la variole, c'est-à-dire la vaccine; mais, malheureusement encore, nous tombons à un moment où les vaccinations sont interrompues (2) et où les institutions publiques, qui devraient nous fournir du vaccin, en sont momentanément dépourvues. Nous n'avons donc pas actuellement sous les yeux de pustules vaccinales en voie d'évolution; mais si vous n'en voyez pas aujourd'hui, vous vous rappelez en avoir vu hier, il vous sera permis d'en observer encore demain, et je puis, du reste, fixer vos souvenirs en plaçant sous vos yeux une série de dessins, parfaitement exécutés par M. Hardon, qui représentent l'aspect d'un bouton de vaccin reproduit avec une vérité saisissante, jour par jour, depuis l'instant de l'inoculation jusqu'à la cicatrisation complète.

I

La variole, dont la notion paraît avoir été ignorée des médecins de l'antiquité,

(1) Leçon recueillie par M. VILLARD, interne des hôpitaux.
(2) Cette leçon a été faite le 15 mars 1870.

s'est montrée si meurtrière et si redoutable dans ses conséquences, même lorsqu'elle se terminait par la guérison, que dès son apparition elle a exercé l'esprit de recherches de ceux qui ont été appelés à la soigner. Un des faits les plus importants de son histoire, et qui a dû être un des premiers remarqués, est l'immunité qu'une première attaque crée pour l'avenir, en faveur des individus qui en ont été une fois atteints.

On n'a pas tardé à utiliser cette espèce de sauvegarde, et, il faut bien le dire, c'est dans l'intérêt d'une spéculation odieusement honteuse que, pour la première fois, on a songé à donner volontairement la variole, avec l'intention arrêtée de mettre à l'abri d'une attaque ultérieure de cette maladie. Cette pratique, — qui, dit-on, vient peut-être de plus loin, et aurait pris son origine dans le centre de l'Asie, — paraît avoir été, sinon inaugurée, au moins employée par les marchands d'esclaves de la Circassie et de la Géorgie, sur les jeunes filles qu'ils destinaient à l'embellissement des harems. Ils se mettaient ainsi à l'abri contre les chances de perte qu'aurait pu faire subir à leur ignoble commerce, une maladie survenant au moment où leur marchandise aurait atteint le maximum de sa valeur. Pour eux donc, il ne s'agissait que d'une chose, c'était de faire, dès l'âge le plus tendre, le triage entre les enfants que la maladie aurait complétement défigurées et celles qui, après n'en avoir subi qu'une légère atteinte, auraient conservé tout l'éclat de leur beauté.

Ils ne s'inquiétaient pas de savoir si, en donnant ainsi la maladie d'une façon prématurée, ils ne faisaient pas courir de plus grands dangers qu'en l'attendant venir, et, très-probablement, ils avaient la conviction qu'en procédant ainsi ils devaient payer à la mort un tribut plus large que celui qu'elle aurait prélevé d'elle-même. Contre toute attente il n'en fut pas ainsi, et on ne tarda pas à remarquer non-seulement que la variole était moins meurtrière quand elle avait été communiquée, mais même qu'elle était moins intense ; que l'éruption, plus discrète, laissait des traces moins apparentes et moins profondes. Cela était plus que suffisant pour faire généraliser la pratique de l'inoculation, qui se répandit rapidement dans tout l'Orient et fut apportée, de Constantinople en Angleterre, par lady Worseley Montague, qui, après avoir fait inoculer son fils avec succès à Constantinople, en 1717, fit renouveler l'opération sur sa fille, en 1721.

Cet exemple fut suivi, et, pendant tout le XVIIIe siècle, la pratique des inoculations, répandue en Europe, rendit évidente cette vérité que j'avais l'honneur de vous signaler il y a un instant, et dont je tirerai parti par la suite, que la maladie paraît s'atténuer par des inoculations successives. En tout cas, elle est loin de présenter, quand elle survient pour ainsi dire de force, à la suite d'une inoculation, une virulence égale à celle qu'elle offrirait si elle naissait d'elle-même spontanément, ou tout au moins dans des circonstances montrant chez le sujet qui la contracterait une prédisposition marquée à la recevoir. Cette particularité, notée par tous les inoculateurs, a reçu sa confirmation d'expériences renouvelées il y a une vingtaine d'années à l'hôpital Necker, par M. Lasègue, dans le service de Trousseau.

II

La pratique des inoculations fut encouragée comme l'est aujourd'hui celle de la vaccine, et le XVIIIᵉ siècle eut, en Angleterre au moins, ses inoculateurs officiels, comme nous avons aujourd'hui, en France, les conservateurs du vaccin. Jenner (Edward) fut l'un de ces inoculateurs; il exerçait à Berkeley, dans le comté de Glocester, lorsqu'en 1775 il remarqua qu'un certain nombre de sujets étaient complétement réfractaires aux inoculations varioliques, auxquelles il tentait de les soumettre. Etudiant les conditions particulières dans lesquelles se trouvaient ces individus, il reconnut qu'ils avaient été en contact avec les vaches atteintes d'une maladie spéciale fort analogue à la variole, et que, dans ce contact, ils avaient même contracté des boutons tout à fait semblables à ceux qui existaient sur les animaux malades. L'idée lui vint alors de reprendre le virus contenu dans ces boutons, de le reporter sur des individus sains en le leur inoculant comme il avait l'habitude de le faire pour le pus varioleux, et il constata, d'une part, que la maladie se reproduisait par cette inoculation; d'autre part, que les individus qui avaient été vaccinés étaient désormais réfractaires à la variole. Ainsi fut découverte la vaccine. Elle offrait pour Jenner cet avantage immense sur l'inoculation variolique, de donner une éruption toujours limitée aux seuls points inoculés, et ne se généralisant jamais comme le fait la variole; par conséquent, elle constituait une maladie infiniment moins grave, tout en préservant à un degré égal.

Je ne vous dirai pas la série de recherches et de tâtonnements par lesquels Jenner dut passer avant de faire accepter définitivement sa méthode; il vous suffira de savoir que ses recherches furent continuées pendant vingt-trois ans, avec la plus infatigable persévérance, et qu'ayant découvert la vaccine en 1775, il ne publia le résultat de ses travaux qu'en 1798. Il est vrai que son livre fut promptement connu, car, deux ans après, il était traduit en français et faisait pénétrer la vaccine à Paris, où l'on vaccinait 30 enfants, le 2 juin 1800. Trois ans plus tard, Charles IV, roi d'Espagne, faisait partir une expédition, sous la direction de son chirurgien don Balmis, pour aller porter les bienfaits de la vaccine dans les possessions espagnoles d'outre-mer, qui, à cette époque, étaient encore très-étendues.

On a cherché à atténuer le mérite de Jenner en lui contestant l'idée première de sa découverte; et il paraît, en effet, établi qu'assez longtemps avant lui, en 1768, deux autres inoculateurs, Fewster et Sutton, auraient reconnu l'immunité résultant de la transmission du cow-pox de la vache à l'homme; mais, ne poussant pas plus loin leurs investigations, ils n'avaient pas tiré de ce fait les déductions pratiques que sut en tirer un simple fermier, Benjamin Jesty, de Downshay, dans l'île de Purbeck, qui, en 1774, eut le courage de s'inoculer lui-même, ainsi que sa femme et ses enfants, avec du cow-pox pris directement sur la vache, dans le but parfaitement arrêté d'éviter la variole, ainsi que cela résulte de documents dont Trousseau a donné la traduction dans ses remarquables *Leçons cliniques*.

Ce n'est pas seulement en Angleterre que l'on a cru trouver des précurseurs de l'idée de Jenner; la France aussi a revendiqué sa part dans la découverte de la vaccine, et on a prétendu qu'un ministre protestant de Montpellier, nommé Rabaut-Pommier, aurait eu connaissance de l'action préservatrice de la picote de la vache, inoculée à l'homme, et qu'en 1781, il en aurait instruit le docteur Pew, ami de Jenner; mais il suffit de rapprocher cette date de 1781 de celle de 1775, à laquelle remontent les premières expériences de Jenner, pour être convaincu qu'il n'a rien emprunté à notre compatriote.

Enfin, remontant plus loin, M. de Humboldt dit avoir rencontré en Amérique, dans les Cordillières, un nègre qui lui aurait affirmé devoir être désormais à l'abri de la variole, parce qu'il aurait été inoculé dans son enfance avec du cow-pox pris sur la vache, et on a cité même des passages d'un ouvrage sanscrit décrivant les procédés d'inoculation du cow-pox à l'homme, mis en usage depuis un temps immémorial dans l'Inde.

Ces revendications toutes retrospectives n'atténuent en rien le mérite de Jenner; car c'est bien à lui, et à lui seul, que nous devons la connaissance et la généralisation de la vaccine, telle qu'elle est pratiquée en Europe depuis la publication de ses travaux.

III

Je ne vous décrirai pas les moyens employés pour conserver le vaccin et le transporter à distance. Qu'il me suffise de vous rappeler que le tube capillaire, qui est certainement le meilleur de tous les procédés de conservation employés, a été indiqué par Bretonneau. Je ne vous parlerai pas non plus du manuel opératoire de la vaccination. C'est dans nos salles, et en vous la faisant pratiquer sous mes yeux, que je rappellerai la manière de procéder à ceux de vous qui pourraient l'avoir oubliée.

C'est là aussi que nous aurons occasion de suivre la marche et l'évolution des pustules de vaccin. Retenez seulement que, dès le premier jour, la piqûre ne présente rien de particulier pouvant permettre de la distinguer d'une simple piqûre ordinaire; que la légère inflammation traumatique produite dès le premier jour disparaît complétement le lendemain et le surlendemain; que c'est seulement à partir du deuxième au quatrième jour que l'on voit survenir un peu de rougeur, avec une légère saillie formant une dureté plus appréciable encore au toucher qu'à la vue ; que la démangeaison ne survient guère avant le cinquième jour, époque à laquelle le bouton présente une légère dépression à son sommet ; que cette dépression devenant plus marquée le sixième jour, s'élargissant, et que le bouton s'entourant d'une auréole rouge de 1 à 2 millimètres, on peut alors parfaitement reconnaître la nature d'une pustule vaccinale, ce qui ne serait pas possible pendant les jours précédents, si on n'avait pas assisté à son début et suivi sa marche avec soin. Le septième jour, la pustule est plus large, elle forme un bourrelet circulaire aplati, présentant une teinte argentée ou nacrée : c'est alors qu'elle est en pleine maturité, et, quoiqu'elle soit plus large, plus gonflée, d'aspect en quelque sorte plus satisfaisant le huitième jour, j'estime que, à dater de ce moment, elle est déjà dans sa période de décadence, car sa teinte n'est plus aussi transparente ; elle prend déjà un aspect opalescent qui deviendra presque jaunâtre le neuvième jour. C'est vers ce neuvième jour que survient la fièvre vaccinale ; qu'il s'établit une véritable suppuration dans la pustule ; que le tissu cellulaire périphérique s'enflamme, et qu'on voit une rougeur phlegmoneuse s'étendre jusqu'à 3 ou 4 centimètres autour de la pustule. Il y a alors induration du tissu cellulaire sous-dermique, et parfois l'inflammation s'étend jusqu'aux ganglions voisins. Cette inflammation tombe vers le onzième jour ; la coloration de la pustule est alors tout à fait jaune ; dès le douzième jour, la dessiccation commence par une tache brune se formant au centre et s'étendant peu à peu les jours suivants, de façon à former une croûte qui noircit du quatorzième au vingt-cinquième jour, et se détache du vingt-quatrième au vingt-neuvième jour, pour laisser la cicatrice gaufrée, déprimée, que vous connaissez tous.

L'évolution de cette pustule que je viens, non pas de vous décrire, mais de vous rappeler brièvement, est constituée par trois périodes principales, savoir : une première d'*incubation*, pendant laquelle la petite plaie ne présente aucun caractère spécial qui puisse permettre de la distinguer d'une simple piqûre ordinaire ; une deuxième d'*éruption*, pendant laquelle se développe la pustule ; une troisième de *dessiccation*, pendant laquelle cette pustule disparaît.

Une particularité importante de la structure et de la constitution de cette pustule, c'est son cloisonnement en deux rangées concentriques d'alvéoles séparées par des cloisons qui contiennent le virus. Ce cloisonnement disparaît à partir du neuvième jour, c'est-à-dire à dater du moment où la suppuration envahit la pustule, où le virus n'est plus limpide et transparent, mais contient déjà des globules de pus.

Les pustules de vaccin ne se montrent jamais que dans les points inoculés ; cependant, on a admis la possibilité, dans des cas très-rares, de la généralisation de l'éruption vaccinale. M. Cazenave se refuse complétement à admettre cette généralisation, acceptée par M. Blache, et dont Gillette, Richard, Aubry et Trousseau, auraient observé des exemples. On a objecté, non sans raison, que l'on a très-bien pu prendre des éruptions de varioloïde survenues pendant le cours de la vaccine pour des éruptions généralisées de vaccin. Je le crois volontiers, et j'ajouterai que les pustules de vaccin peuvent se produire en plusieurs points par inoculations successives, sans qu'il y ait à proprement parler généralisation de l'éruption. Il suffit que l'enfant arrache ses boutons de vaccin avec ses ongles, s'écorche ensuite en se grattant sur d'autres parties du corps, ou porte ses doigts imprégnés de virus sur des excoriations ou des plaies quelconques déjà existantes. C'est ce qui paraît s'être produit dans le fait rapporté par Trousseau. Je connais une jeune dame chez laquelle les choses ont dû se passer de la même façon : elle présente sur le visage des cicatrices que, pendant longtemps, j'ai cru avoir été produites par la variole, mais qui, m'a-t-elle dit, seraient dues à l'extension d'une éruption vaccinale. Seulement, lorsqu'elle fut vaccinée, elle avait déjà une éruption au visage, et j'ai tout lieu de croire que, si le vaccin est venu compliquer cette *gourme,* c'est parce que, comme le malade de Trousseau, elle aura touché aux boutons du visage après avoir déjà gratté son vaccin.

Non-seulement l'éruption vaccinale ne s'étend pas, mais fort souvent elle fait défaut sur quelques-uns des points inoculés ; c'est pourquoi il est de règle, dans la pratique, de ne pas se borner à une seule piqûre, comme le conseillait Jenner, mais d'en faire un plus grand nombre, pour le cas où quelques-unes viendraient à manquer. Sachez pourtant qu'il suffit d'une seule pustule légitime pour que la vaccination ait un plein succès et que la préservation soit véritablement efficace. Il arrive parfois que l'on n'a même pas cette seule et unique pustule : cela peut dépendre de différentes causes, au premier rang desquelles il faut ranger l'aptitude ou l'idiosyncrasie du sujet. On a dit que la fièvre vaccinale peut exister en l'absence de l'éruption, de même que la rougeole ou la scarlatine existeraient sans l'exanthème ; mais ce sont là, je dois l'avouer, des faits tellement extraordinaires et tellement rares, s'ils existent réellement, qu'il est prudent de douter de leur existence alors même qu'on croirait les avoir observés. C'est pourquoi, même chez un individu qui aurait eu un mouvement fébrile après l'inoculation, je n'hésiterais pas à reconnaître la nécessité d'une nouvelle vaccination, si aucune pustule ne s'était produite. C'est, en effet, à une nouvelle vaccination qu'il faut recourir toutes les fois que la première a échoué, et on arrive ainsi à produire une éruption chez des individus qui, au premier abord, auraient pu paraître complétement réfractaires à la vaccine.

Il existe cependant des cas dans lesquels la vaccine n'a jamais pu être inoculée, et j'ai connu un homme qui est mort à près de 80 ans sans qu'aucune des nombreuses tentatives de vaccination faites sur lui, à intervalles plus ou moins éloignés, pendant plus de 30 ans, ait jamais réussi. Cet exemple n'est pas unique ; peut-être une semblable immunité pourrait-elle s'expliquer, comme l'a pensé M. Bousquet, par une influence variolique ressentie pendant la vie intra-utérine ou dès les premiers jours qui ont suivi la naissance.

IV

Après vous avoir montré comment se comporte la vaccine légitime lorsque l'inoculation a réussi, je ne dois pas vous laisser ignorer que le succès de cette inoculation n'est pas toujours assuré, et il me reste à vous indiquer comment les choses se passent lorsqu'elle doit échouer. Dans ce cas, il est rare que la piqûre ne soit le siége d'aucun phénomène de réaction inflammatoire, et, lorsque cela se produit, il y a lieu de suspecter la virulence du vaccin employé, ou d'admettre que la vaccination a été mal faite. Le plus ordinairement il survient, dès le premier jour, un peu de rougeur autour du point piqué. Le lendemain, il y a une petite élevure de la peau ; on y ressent une démangeaison assez vive, contrairement à ce qui arrive dans la bonne vaccine, où ces phénomènes se font attendre 3 ou 4 jours. Cette rougeur, cette démangeaison peuvent durer plusieurs jours, et disparaître ensuite sans laisser d'autres traces. D'autres fois il survient une vésicule, ordinairement irrégulière, le plus souvent pointue, quelquefois aussi ronde et aplatie, comme la vraie vaccine, dont elle se distingue par son apparition plus hâtive et par sa dessiccation plus rapide. C'est la fausse vaccine, de laquelle il convient de rapprocher la variété que Rayer a décrite sous le nom de *vaccinelle*, établissant entre elle et la vaccine une analogie semblable à celle qu'il admettait entre la varicelle et la variole. Le liquide de la fausse vaccine n'est pas contenu dans des loges cloisonnées comme celui de la pustule vaccinale, et lorsqu'on ouvre cette pustule, elle se vide tout d'un coup, tandis que celle du vaccin laisse sourdre peu à peu le liquide à sa surface. Enfin le liquide contenu dans un bouton de fausse vaccine n'est pas virulent, et si, dans les cas très-rares qui se rapportent à la vaccinelle, il a pu reproduire un bouton semblable à celui d'où il provenait, son inoculation n'a cependant exercé aucune action préservatrice au point de vue de la variole.

Cette éruption vaccinale incomplète se produit beaucoup plus souvent chez les individus déjà vaccinés que chez ceux qui ne l'ont pas encore été ; il faudrait donc la regarder comme une vaccine modifiée ou avortée, dont l'évolution irrégulière dépendrait, dans l'immense majorité des cas, de la prédisposition du sujet inoculé, mais pourrait aussi, dans un certain nombre de circonstances plus rares, dépendre des qualités du virus employé pour l'inoculation.

Divers auteurs des plus classiques et des plus recommandables : Husson, Guersant et Blache, entre autres, admettent deux variétés de fausse vaccine : celle que je viens de vous indiquer et une seconde à laquelle il conviendrait de donner le nom de *vaccine ulcéreuse*. Je ne crois pas, avec M. Bousquet, que l'on doive considérer cette vaccine ulcéreuse comme une fausse vaccine, car les individus qui la présentent bénéficient cependant de l'influence préservatrice du vaccin qui leur a été inoculé. Nous la considérerons donc comme un des accidents qui peuvent survenir dans le cours de la vaccine légitime.

Lorsque cet accident va se produire, on voit apparaître, au lieu de l'inoculation, une pustule qui ne tarde pas à s'ulcérer et à s'étendre en surface. Cette ulcération arrondie, à bords taillés à pic, s'entoure d'une auréole rougeâtre inflammatoire, et peut devenir le point de départ d'un phlegmon. Le plus souvent, l'inflammation revêt seulement les caractères de l'érysipèle. C'est cette dernière variété d'accident que vous avez pu observer chez une jeune fille qui se trouve au n° 3 de la salle Sainte-Geneviève. Elle avait été inoculée avec du vaccin de génisse, et vous avez vu, quelques jours après l'inoculation, ses boutons s'ulcérer et s'entourer d'une zone érysipélateuse parsemée de petites vésicules à sa surface. Tout le bras était tendu, douloureux et légèrement tuméfié.

L'apparition de ces phénomènes inflammatoires peut dépendre de causes diverses, dont les unes sont complétement indépendantes des qualités du vaccin, et seraient susceptibles de déterminer une inflammation analogue au pourtour d'une piqûre quelconque. De ce nombre sont le mauvais état des instruments employés pour la vaccination, le trop grand rapprochement des pustules qui permet aux auréoles inflammatoires de se confondre à leur base, l'état de prédisposition du sujet, et enfin la constitution médicale régnante. Ce sont ces deux dernières causes qui me paraissent avoir agi simultanément pour produire l'érysipèle que nous avons observé autour des piqûres vaccinales de notre jeune malade de la salle Sainte-Geneviève. D'autres fois, la qualité du vaccin influe sur la production de l'ulcération ; c'est ainsi que Jenner et Sacco avaient remarqué que « souvent les boutons se creusent et se convertissent en ulcères rongeants, douloureux, rebelles, sanieux, blafards, quelquefois gangréneux. » C'est surtout chez les vieillards que Jenner avait observé cette transformation des pustules vaccinales en ulcères ; mais cet accident, qui peut être, en effet, plus fréquent chez les personnes âgées, se produit aussi à d'autres périodes de la vie : M. Blache l'a constaté chez les enfants chétifs et lymphatiques. Si dans ces conditions le travail ulcératif est la conséquence de la débilité du sujet, dans d'autres cas il paraît être dû à l'énergie plus active du virus employé. C'est ainsi que Jenner, puisant le vaccin tout près de sa source, l'a observé assez fréquemment et que M. Perdreau l'a vu se produire en 1836, après des inoculations pratiquées avec le cow-pox naturel qu'il avait découvert à Passy.

Dans un fait rapporté par les auteurs du *Compendium de médecine*, l'inflammation ainsi développée autour des pustules de vaccine chez un jeune enfant a donné lieu à un érysipèle phlegmoneux, compliqué de gangrène, qui a entraîné la mort. C'est là un fait exceptionnel ; mais la complication est loin d'être rare en elle-même, et, il y a peu d'années, M. Larrey signalait une série d'accidents inflammatoires de nature érysipélateuse survenus, d'une façon en quelque sorte épidémique, sur des militaires que l'on venait de revacciner par mesure réglementaire. Il importe essentiellement de distinguer ces ulcérations de celles qui pourraient avoir un caractère syphilitique. Cette confusion, qui ne paraît pas avoir été évitée par Moseley, compatriote et contemporain de Jenner, aurait pu être certainement commise dans deux séries de faits rapportés par M. Mordret, de la Sarthe, et par M. Lalagade, d'Albi, si ces faits avaient été recueillis par des observateurs moins attentifs. Heureusement, ces deux praticiens distingués ont pu suivre leurs vaccinés depuis le début jusqu'à la fin de leur maladie, et ils ont ainsi acquis la preuve que la syphilis y était complétement étrangère. Ce résultat est d'autant plus caractéristique dans les observations de M. Lalagade que plusieurs médecins, à qui il avait montré ses malades, les avaient déclarés syphilitiques, et que, grâce à sa persévérance à rechercher la véritable cause des phénomènes observés chez eux, il a pu rattacher ces phénomènes, sinon à une véritable épidémie, au moins à l'influence d'une constitution médicale toute spéciale qui avait donné lieu simultanément à la production d'érysipèles, de phlegmons et d'affections pseudo-membraneuses dans la même contrée.

Je me demande si, de ces faits, il n'y aurait pas lieu de rapprocher ceux du Morbihan, dont il a été fait tant de bruit dans ces derniers temps, et sur lesquels les intéressantes recherches de M. Bourdais et de M. Le Diberder viennent de jeter une si vive lumière. Je m'y crois d'autant plus autorisé qu'ayant eu occasion, non pas d'ouvrir moi-même une contre-enquête, mais d'interroger, dans un voyage fait à Auray, en compagnie de mon excellent ami, M. le docteur Amédée Latour, quelques-unes des personnes qui avaient vu les enfants dont il a été parlé, et notamment une de celles qui avaient été chargées de leur distribuer les médicaments antisyphilitiques, il m'a été impossible de reconnaître la vérole dans les accidents que ces enfants auraient présentés.

V

Ceci me conduit à vous parler de la syphilis vaccinale ou, pour être plus exact, de la syphilis compliquant la vaccine ou existant concurremment avec elle. C'est une question grave entre toutes, que je veux examiner avec toute l'attention qu'elle comporte ; car elle s'agite depuis quelques années comme un épouvantail sur lequel on paraît compter pour nous faire abandonner complétement la vaccination jennérienne, pratiquée de bras à bras, et nous mettre à la discrétion des marchands de vaccin de génisse, après nous avoir menacé de nous ramener aux anciennes pratiques de l'inoculation variolique.

La question n'est pas aussi nouvelle qu'on pourrait le croire ; elle a déjà été posée d'une façon plus générale lorsque, dès l'origine de la vaccine, on s'est demandé si le virus vaccin ne pourrait pas se mélanger, au sein de l'économie, à d'autres virus, et ne deviendrait pas ainsi susceptible de transmettre, concurremment avec la vaccine, le germe des maladies dont serait atteint le sujet sur lequel on l'aurait recueilli. Mais, ainsi posée, elle a été résolue par l'expérience, et, en 1846, elle paraissait assez définitivement jugée pour que MM. Blache et Guersant, après avoir rendu compte des essais de M. Taupin, qui avait, sans le moindre inconvénient, inoculé du vaccin pris sur des individus atteints de rougeole, de scarlatine, de variole, de tubercules, ou de syphilis même, n'aient pas hésité à formuler cette conclusion suffisamment expressive : « *Dans aucun cas, nous y insistons à dessein, le virus n'a rien communiqué que la vaccine toute seule.* »

Voyons si, depuis, il a été réellement atteint et convaincu d'avoir communiqué autre chose.

Avant de rechercher comment se comporte le vaccin fourni par un individu atteint de syphilis, il me paraît utile de vous montrer comment il agit lorsqu'il provient d'un individu affecté de variole, car vous savez que la variole et la vaccine peuvent se développer simultanément sur le même sujet. Or, dans ces circonstances, qui sont loin d'être rares, le virus varioleux et le virus vaccin se développent simultanément, chacun restant dans les pustules qui lui sont spéciales, sans être aucunement influencé ni l'un ni l'autre par la présence de son antagoniste sur le même sujet. De telle sorte que le virus pris dans une pustule de variole donnera la variole toute seule, et que le virus pris dans une pustule de vaccin reproduira par l'inoculation une simple pustule de vaccin sans la moindre complication de variole. Il ne se forme donc pas une sorte de métis, moitié variole, moitié vaccin susceptible de faire naître à la fois les deux maladies ; et la spécificité du fluide sécrété dans chaque pustule est si parfaite et si distincte à la fois que le professeur Leroux, ayant trouvé un bouton de vaccin implanté au centre d'une pustule de variole, a pu recueillir séparément le liquide contenu dans chacune de ces deux pustules, et l'inoculer à deux individus différents qui ont ainsi contracté, l'un la variole toute seule, l'autre une magnifique vaccine parfaitement légitime et régulière. Ceci vous prouve, d'une part, que la variole et la vaccine sont bien deux entités morbides différentes, et non pas, ainsi qu'on a voulu le prétendre, deux degrés divers de la même maladie ; d'autre part, que le vaccin n'est ni adultéré ni modifié en quoi que ce soit par l'existence simultanée de la variole chez le même sujet. En effet, s'il y avait adultération ou mélange, au lieu de le voir se reproduire seul, et comme il le fait lorsqu'il est recueilli sur un individu parfaitement sain, on verrait, en même temps que l'éruption vaccinale, survenir une éruption variolique, comme cela a eu lieu dans les expériences de Sperino et de Baumès, qui, réalisant expérimentalement ce qu'on avait supposé devoir exister chez les individus affectés en même temps des deux maladies, ont fait des inoculations avec une lancette imprégnée à la fois de pus varioleux et de virus vaccin. Alors on a vu se produire simultanément, chez les sujets ainsi mis en expérience, et l'éruption vaccinale et l'éruption variolique.

Il est donc bien prouvé que le vaccin reste parfaitement pur de tout mélange, alors même qu'il est recueilli sur un individu affecté de variole, et que si l'on procède avec habileté, comme l'a fait Leroux, on peut être assuré qu'il ne servira pas de véhicule au virus variolique.

Si nous nous en tenions à l'analogie seule, nous pourrions dès à présent dire qu'il en sera de même en ce qui concerne la syphilis, et que le vaccin pris sur un individu syphilitique ne sera pas plus contaminé que peut l'être celui qui est pris sur un varioleux. Mais l'analogie ne nous suffit pas pour nous permettre de conclure, et nous devons interroger l'expérience. Or, l'expérience a parlé bien des fois déjà et toujours dans un sens favorable à l'intégrité du vaccin. Je ne reviendrai pas sur les expérimentations de M. Taupin, dont je vous ai fait connaître les résultats. Déjà avant lui, en 1831, M. Bidard avait fait, sans le moindre inconvénient pour les individus vaccinés, plusieurs vaccinations avec du virus pris sur un sujet manifestement syphilitique. MM. Montain, Heymann, Passot, Bourguet ont obtenu les mêmes résultats, et vous trouverez leurs observations rapportées tant dans le travail de M. Viennois que dans les discours prononcés par M. Jules Guérin à l'Académie de médecine. Je ne veux cependant pas omettre de signaler d'une façon toute particulière à votre attention les expériences aussi courageuses que judicieusement conduites de M. le docteur Delzenne. Ce très-honorable et distingué confrère, étant alors interne à l'infirmerie de la prison Saint-Lazare, n'a pas craint de se vacciner lui-même avec du vaccin pris sur une femme syphilitique, et après avoir vu l'inoculation réussir au point de vue de l'éruption vaccinale, sans lui donner la moindre trace d'infection syphilitique, il a, sous la direction de son chef de service, M. Boys de Loury, multiplié ses expériences, qui l'ont toutes conduit au même résultat, c'est-à-dire : transmission de la vaccine seule, quand l'inoculation réussissait; immunité toujours complète au point de vue de la transmission de la syphilis.

A ces faits déjà connus, j'en ajouterai deux qui sont encore inédits. Le premier m'a été communiqué par M. le docteur Just Lucas-Championnière, ancien interne des hôpitaux, qui s'est activement, et avec succès, occupé des questions relatives à la vaccine. Un jour, il avait recueilli deux tubes de vaccin pris sur un sujet manifestement syphilitique, et il les avait mis de côté, sans savoir à quelle expérience il pourrait les utiliser. Sur ces entrefaites, un de ses amis qui a besoin de vaccin va lui en demander et, ne le rencontrant pas, prend sans façon deux tubes qu'il trouve dans un tiroir. Il vaccine un certain nombre de personnes, — 8 ou 10, autant qu'il me souvient, — et, le lendemain seulement, il prévient M. Lucas-Championnière de ce qu'il a fait. Ce dernier s'aperçoit alors que le vaccin employé est celui de son sujet syphilitique, et il engage le médecin vaccinateur à surveiller très-attentivement tous ses vaccinés : c'est ce qui fut fait. Chez quelques-uns, l'éruption vaccinale se fit régulièrement ; mais ce fut le plus petit nombre, car il s'agissait de revaccinations ; chez aucun, il n'y eut le plus léger indice d'infection syphilitique.

L'autre fait dont je désire vous entretenir m'est personnel. J'avais un malade qui venait d'être vacciné lorsqu'il fut pris de varioloïde, et les deux éruptions se développaient simultanément chez lui avec une grande régularité. Je fis prendre de son vaccin pour l'inoculer à deux jeunes enfants âgés de 8 à 10 jours, afin de confirmer, par cette nouvelle expérience, l'exactitude de la non-contamination du vaccin par la variole et de l'indépendance des deux virus. Mais, une fois l'inoculation faite, j'appris que le malade avait eu, très-peu de temps auparavant, une roséole syphilitique, et qu'il était en pleine évolution des accidents secondaires de la syphilis. Je n'ai pas besoin de vous dire que, si j'avais été prévenu plus tôt,. je n'aurais pas tenté l'expérience ; mais elle était faite, il ne restait plus qu'à en suivre les résultats. Or, ces résultats furent ceux-ci : chez l'un des enfants, la vaccination échoua complétement, et il ne se fit aucun travail morbide au point inoculé ; chez l'autre, le vaccin se développa normalement, suivit régulièrement toutes ses périodes, et il ne survint aucun accident syphilitique ; aucun, entendez-le bien ; je l'ai observé assez longtemps, et avec une assez grande sollicitude, pour pouvoir vous l'affirmer.

Des faits que je viens d'avoir l'honneur de vous rapporter, Messieurs, je ne conclurai certainement pas qu'il faille choisir de préférence un sujet syphilitique comme vaccinifère, mais seulement qu'on peut sans inconvénient employer le vaccin pris sur un tel sujet. Cependant, en contradiction avec cette manière de voir, on a présenté des exemples nombreux de syphilis vaccinale. Et, s'il est vrai qu'en éliminant, comme je l'ai fait il y a un instant, tous ceux dans lesquels la vaccine a été compliquée d'une simple inflammation ulcérative, totalement dépourvue de tout caractère spécifique, on en réduit singulièrement le nombre ; ce nombre, ainsi atténué, reste encore assez imposant pour commander l'attention. Je ne crois pas qu'il soit utile de faire passer tous ces faits sous vos yeux pour examiner devant vous l'interprétation qu'il convient de donner à chacun d'eux. Ceux d'entre vous qui désireraient les connaître en détail les trouveront analysés et discutés dans les *Bulletins* de l'Académie de médecine pour les années 1864, 1865 et 1869. Il me suffira de vous dire que la meilleure manière de les étudier utilement est de les grouper, comme l'a fait M. Viennois, en plusieurs catégories distinctes, et c'est ce que je vais faire, en empruntant à notre confrère lyonnais sa méthode, sans toutefois conserver sa division.

Dans un premier groupe, il convient de placer tous les sujets qui étaient déjà en puissance de vérole quand ils ont été vaccinés et chez qui, après l'inoculation d'un vaccin parfaitement pur et exempt de toute suspicion, on a vu survenir des manifestations syphilitiques, dont l'apparition a certainement pu être hâtée par la réaction générale imprimée à l'économie sous l'influence de la vaccine, mais sans que cette dernière soit pour rien dans la transmission de la syphilis. De la façon dont les choses se passent en semblable circonstance, vous pouvez en ce moment observer un exemple dans cet hôpital. Un enfant nouveau-né du service de M. Molland a été vacciné, avec du vaccin de génisse, et six ou huit jours après, au moment où ses pustules vaccinales étaient en pleine évolution, il a été pris d'une éruption syphilitique généralisée qui, chez lui, était parfaitement héréditaire, ainsi que l'ont confirmé les déclarations de sa mère, et qui, dans tous les cas, ne pouvait être attribuée à son vaccin provenant d'une génisse. Vous reconnaîtrez, du reste, facilement les cas de ce genre à ce que les manifestations syphilitiques n'ont pas leur point de départ sur le lieu même de l'inoculation, et sont constituées immédiatement, non pas par des accidents primitifs, mais bien par des accidents secondaires dont l'apparition témoigne d'une infection antérieure à la vaccine.

Dans un autre groupe, où vous verrez au contraire les accidents syphilitiques avoir manifestement pour point de départ la piqûre ayant servi à inoculer le vaccin, et où, par conséquent, il vous sera complétement impossible d'exonérer l'acte même de la vaccination du fait de l'introduction du virus syphilitique, vous serez tout surpris d'apprendre que le vaccinifère est sain, que d'autres individus ont profité de son vaccin, sans avoir contracté la vérole, et que, par conséquent, il n'est pas possible de l'accuser des contaminations ainsi produites. Alors il vous faudra reconnaître que, si l'acte de la vaccination est bien la cause réelle de l'infection syphilitique, le vaccin y est resté étranger, et que la vérole provient, soit de ce que les instruments étaient imprégnés de virus syphilitique, soit de ce que la piqûre vaccinale aurait été souillée par le contact d'objets chargés de pus syphilitique. Je ne puis mieux vous prouver la réalité de ces faits qu'en vous rappelant un cas de transmission de vérole opéré, il y a peu de temps, à l'hôpital Saint-Antoine sur un individu vacciné avec du virus de génisse, lequel ne pouvait être suspecté d'infection syphilitique. Pas plus que les précédents, les faits de ce deuxième groupe ne peuvent être mis à la charge de la vaccine. Ils prouvent bien que la vérole peut entrer par la même porte que le vaccin, introduite soit par la lancette du vaccinateur, soit par un doigt qui viendra gratter le bouton vaccinal après avoir été souillé de pus chancreux, soit de toute autre façon, mais ils ne prouvent pas que le virus recueilli dans un bouton de vaccin puisse transmettre la syphilis.

Je vous parlais, il n'y a qu'un instant, des erreurs de diagnostic commises après la vaccination et qui pourraient permettre de prendre de simples ulcérations inflammatoires pour des ulcérations syphilitiques. Une autre erreur de diagnostic également facile peut permettre, et a certainement permis maintes fois, de prendre une

manifestation syphilitique, une pustule d'ecthyma, par exemple, pour un bouton
de vaccin et d'y aller puiser le virus avec lequel on a inoculé la syphilis, croyant
inoculer la vaccine. C'est là, je n'en doute pas, la cause réelle du plus grand nombre des accidents de syphilis, dite vaccinale, qui ont été observés, et je m'explique
d'autant plus facilement que les choses se soient passées ainsi, que, le plus souvent,
ces accidents se sont produits non pas entre les mains de médecins expérimentés,
mais entre celles de sages-femmes de campagne ou d'individus plus ignorants
encore des choses de la médecine.

A ces cas, qui sont très-rares et qui ne prouvent rien contre la pureté du virus
vaccin, il convient d'ajouter ceux, beaucoup plus rares encore, dans lesquels la transmission syphilitique aurait pu se faire au moyen du sang. Mais, si le sang des sujets
syphilitiques est contagieux, comme cela paraît démontré par des expériences assez
probantes, il est loin de l'être autant que le pus du chancre lui-même, et il y a lieu
d'espérer que la petite quantité qui peut se mélanger au vaccin quand on ouvre une
pustule sera rarement suffisante pour transmettre la syphilis en même temps que
la vaccine. En tout cas, cette transmission ne prouverait rien contre la pureté du
vaccin : elle prouverait seulement que la même lancette peut se charger à la fois
de deux virus, comme cela aurait eu lieu, par exemple, dans l'expérience de
Leroux, si, au lieu de procéder avec adresse et légèreté pour puiser séparément le
pus varioleux et le vaccin dans les deux loges voisines qui les contenaient, il avait
maladroitement rompu la légère cloison de séparation et mélangé, sur place, les
deux liquides, avant de les inoculer.

Comme vous le voyez, Messieurs, l'adultération du vaccin par le virus syphilitique
n'existe pas ; c'est un épouvantail dont vous ne devez pas être effrayés ; c'est un
fantôme qui, comme tous les fantômes, s'évanouit dès qu'on le regarde de près.
C'est pourtant sur cette seule donnée, dont je viens de vous montrer le peu de con-
sistance, que l'on a fondé les attaques les plus vives et les plus passionnées qui
aient jamais été dirigées contre la vaccine jennérienne, après tant d'autres attaques
victorieusement repoussées.

VI

Il ne s'agit plus maintenant, en effet, de savoir si la vaccine est cause de l'augmentation du nombre des cas de croup, d'angine couenneuse et de fièvre typhoïde ; personne ne songe plus à réveiller les discussions soulevées à cet égard il y a une
vingtaine d'années, et la pratique des revaccinations, généralement adoptée après
de longues controverses, a répondu suffisamment au seul reproche sérieux qui ait
jamais été fait à la vaccine, celui de ne pas assurer une préservation indéfinie.

Ce qui est en question maintenant, c'est de savoir s'il faut continuer la pratique
de Jenner, qui consistait à se servir une première fois de cow-pox naturel, puis à le

transmettre de bras à bras, sans s'inquiéter de retourner le prendre à sa source primitive, c'est-à-dire sur la vache. A ce sujet, il se présenterait une première difficulté à résoudre, ce serait celle de savoir si ce virus vient bien originairement de la vache et non pas plutôt du cheval, ainsi du reste que Jenner l'avait pensé.

Pendant longtemps, on a contesté l'exactitude de cette opinion de Jenner, parce que l'éruption qui du cheval se transmet à la vache, et qu'il avait désignée sous le nom de *grease*, avait été prise pour les *eaux aux jambes*, et qu'il n'avait pas été toujours possible d'inoculer ces eaux aux jambes du cheval à la vache ; mais de nouvelles recherches, entreprises par M. H. Bouley, à la suite des observations faites par MM. Lafosse, de Toulouse, Pichot et Maunoury, de Chartres, lui ont permis de retrouver, chez le cheval, une éruption généralisée, tout à fait semblable au cow-pox, et qu'il a proposé de désigner sous le nom de *horse-pox*. Cette éruption, qui a été montrée à l'Académie de médecine sur un petit cheval appartenant, je crois, à la Société d'acclimatation, a fourni un liquide qui a pu être inoculé avec succès à la vache, et même directement à l'homme.

De cette transmission successive, comme aussi de la similitude de l'éruption, on a conclu à l'identité de la maladie avec la variole, et on a été jusqu'à penser que, puisque la variole, qui naît spontanément chez le cheval ou chez la vache, peut s'inoculer à l'homme et le préserver de la variole, il devrait être possible d'inoculer la variole de l'homme à la vache, pour lui donner la vaccine. Cette idée n'est pas plus fondée que celle qui consiste à penser que, en inoculant successivement à l'homme du virus pris sur des pustules de varioloïde de plus en plus bénigne et discrète, on doit pouvoir parvenir à reconstituer le vaccin. Et, quoique Thielé, en 1839, puis Ritter et Sunderland aient prétendu que des vaches auxquelles ils avaient donné la variole leur avaient rendu en retour la vaccine, les expériences contradictoires faites par divers observateurs des plus recommandables, entre autres par M. Miquel, d'Amboise, ont montré que cette transformation n'existe pas, et que variole et vaccine sont toujours deux choses parfaitement distinctes, aussi bien sur la vache que sur l'homme.

VII

En tout cas, qu'elle l'emprunte au cheval ou qu'elle le crée d'elle-même, la vache n'est atteinte de cow-pox spontané que quand elle est laitière. C'est là un point important que vous devez retenir, et sur lequel on n'a pas, ce me semble, assez réfléchi lorsqu'on a eu la malencontreuse idée de remplacer le vaccin jennérien, dont on se servait depuis plus de soixante-dix ans, par du vaccin pris sur de jeunes animaux de l'espèce bovine. Les exploiteurs de cette idée n'ont même pas eu le mérite de l'invention ; ils n'ont fait que renouveler une pratique déjà usitée, sans grand succès, à Paris, il y a bien longtemps.

Je me rappelle avoir habité, au début de mes études, — c'était en 1846, — dans une maison de la rue Saint-André-des-Arts, où logeait un certain docteur James, qui avait entrepris de régénérer le vaccin par la génisse. Toutes les semaines on lui amenait une petite génisse qu'il inoculait avec du vaccin pris très-ostensiblement sur le bras d'un enfant, et la semaine suivante il puisait, sur les pustules développées chez le jeune animal, le virus dont il se servait pour vacciner d'autres enfants. Il prétendait ainsi : d'une part, en faisant passer le vaccin à travers l'organisme d'un individu de l'espèce bovine, le régénérer et lui donner une force qu'on l'accusait d'avoir perdue en se perpétuant sur l'espèce humaine seule ; d'autre part, en le reportant à chaque nouvelle génération sur l'homme, atténuer l'excès d'énergie qu'il aurait pu acquérir si on l'avait laissé se développer librement sur la vache, où il aurait acquis à la longue toutes les propriétés du cow-pox primitif.

C'était une double erreur dont fit prompte et bonne justice le Directeur de la vaccine d'alors, l'honorable M. Bousquet, qui, examinant les faits sans passion, sans parti pris, sans aucun intérêt de quelque nature que ce fût, ne s'était préoccupé de rien autre chose que de faire triompher la vérité. Aussi le docteur James ne fit-il pas fortune.

A sa génisse en a succédé une autre, qui a conquis la vogue, sans valoir davantage. On lui attribue cette supériorité de ne posséder que du cow-pox parfaitement pur, lequel lui aurait été transmis religieusement, depuis le jour où il aurait été recueilli sur une pustule développée spontanément au pis d'une vache laitière, et n'aurait jamais été, dans ses transmissions successives, altéré par son séjour sur un autre organisme que celui de la vache. Je sais bien que la légitimité de cette filiation lui a été contestée, car on a prétendu que, devenu stérile à la longue, ce précieux virus avait, à différentes reprises, été renouvelé par du vaccin humain ; mais c'est une objection à laquelle on ne pourrait s'arrêter qu'à la condition de supposer la mauvaise foi, et je crois devoir l'écarter du débat. C'est donc tout en acceptant que le vaccin de génisse est bien légitimement issu du cow-pox naturel et spontané, que je veux examiner avec vous s'il possède réellement les qualités qu'on lui attribue.

Ces qualités sont de deux sortes : 1º activité plus grande du virus ; 2º sécurité parfaite relativement à la transmission d'une maladie contagieuse.

Si le cow-pox naturel est plus actif, plus énergique que le vaccin humain, comme cela a été prouvé par Jenner, puis par tous ceux qui ont eu occasion de s'en servir depuis lui, et notamment par M. Bousquet, on doit reconnaître qu'il n'en est pas ainsi de celui que nous recueillons aujourd'hui sur les jeunes animaux, sur lesquels on l'a perpétué par des transmissions successives. Veuillez vous rappeler ce que je vous ai dit de la bénignité relative des varioles inoculées à de jeunes enfants, comparée à la gravité des varioles survenant spontanément chez des individus plus âgés et dont l'organisme se trouve avoir acquis une aptitude, une prédisposition spéciale à contracter la maladie, et vous comprendrez comment le cow-pox de la vache, — qui, s'il n'est pas la variole, a au moins tant de points de contact avec elle, — devra nécessairement aller en s'affaiblissant, par des inoculations successives, à mesure qu'il s'éloignera de sa source primitive.

Cette atténuation, que l'on devait prévoir comme une chose nécessaire et forcée, on aurait pu, dans une certaine mesure, l'éviter ou tout au moins la retarder, si l'on avait eu soin de n'inoculer le cow-pox qu'à des sujets se trouvant dans les mêmes conditions que ceux sur lesquels il se développe spontanément. Or, ce n'est pas à tout âge ni dans toutes les conditions que le cow-pox apparaît chez les individus de la race bovine. On ne l'a jamais vu ni sur les mâles ni sur les jeunes sujets, et parmi les femelles adultes, celles-là seules qui sont en état de lactation en sont atteintes. Dès lors, le plus simple bon sens commandait, à ceux qui entreprenaient la régénération du vaccin par le cow-pox, de ne le perpétuer par inoculation qu'au moyen des vaches laitières. Au lieu de cela, qu'a-t-on fait? On a pris de jeunes animaux, non pas seulement des génisses, mais le plus souvent des veaux, et on est venu nous donner pour du vrai cow-pox, parfaitement pur, le liquide sécrété par les pustules, dont on leur avait couvert le ventre.

Vous comprenez à merveille, n'est-il pas vrai, Messieurs, que ce liquide ne doive pas avoir les mêmes propriétés que le cow-pox recueilli sur le pis d'une vache laitière, et, sans vous rendre compte de ce en quoi consistera la différence, vous sentez d'avance, vous prévoyez cette différence? L'expérience est venue confirmer ces prévisions théoriques et nous montrer que ce vaccin de veau, loin d'avoir reconquis l'activité, l'énergie plus grandes du cow-pox primitif, est devenu inférieur à celui qui, depuis Jenner, a été transmis par des inoculations successives sur des individus de l'espèce humaine, et que nous appelons vaccin humain ou jennérien.

La preuve de cette infériorité résulte et de ce qu'il prend plus lentement quand il réussit, et de ce qu'il donne lieu à une éruption de pustules plus petites, et surtout de ce qu'il échoue beaucoup plus fréquemment. A ses insuccès vous assistez chaque semaine dans nos salles, où vous voyez combien sont rares les pustules qui prospèrent, par rapport au nombre considérable de sujets inoculés. Ce n'est pas seulement dans mon service que les choses se passent ainsi ; tous mes collègues des hôpitaux ont pu faire les mêmes remarques, et, si légèrement qu'aient été traitées leurs observations quand elles ont été portées à l'Académie de médecine par M. Jules Guérin, elles n'en restent pas moins comme l'expression sincère de faits consciencieusement suivis par des hommes parfaitement désintéressés dans la question, et dont la compétence ne saurait être déclinée. Ces observations acquièrent une nouvelle valeur lorsqu'on rapproche les insuccès presque constants du vaccin de génisse des succès, infiniment plus nombreux, et qui ont été chiffrés, du vaccin humain. Il y aurait même, d'après les faits observés, lieu de penser que, loin de s'atténuer en passant par l'organisme humain, le virus, qui s'est affaibli par ses transmissions successives sur les veaux, reprend une nouvelle force lorsqu'il est reporté sur l'homme. Ainsi, deux vaccinations ayant, par hasard, réussi sur le grand nombre de celles que nous avons pratiquées avec le vaccin du veau, nous avons profité du virus qu'elles nous ont fourni pour continuer nos vaccinations de bras à bras, et nous avons vu ce vaccin, en quelque sorte humanisé, nous donner des résultats favorables beaucoup plus nombreux que nous n'en avions obtenu avec le liquide directement recueilli sur le veau.

Mais, nous dira-t-on, il s'agit là de revaccinations, et, si le vaccin de veau échoue souvent dans les revaccinations, il est, au contraire, parfait pour les vaccinations primitives. Tel n'est pas l'avis de notre jeune et distingué confrère, M. le docteur J. Lucas-Championnière, qui, dans un travail publié par le *Journal de médecine et de chirurgie pratiques*, établit, d'après des chiffres fort probants, que les insuccès sont fréquents chez les enfants vaccinés pour la première fois. Allez dans le service d'accouchements de cet hôpital, et vous verrez que l'insuccès de l'inoculation pratiquée avec le vaccin du veau y est la règle, tandis que, dans les vaccinations de bras à bras, même chez les très-jeunes enfants, l'insuccès est l'exception. Il y a peu de jours, je recueillais moi-même neuf tubes de ce vaccin de veau, et je les adressais immédiatement à neuf de mes confrères habitant neuf départements différents, fort éloignés les uns des autres, avec la recommandation expresse de s'en servir sans tarder, sur de jeunes enfants de 4 à 6 mois, non encore vaccinés. A la fin de la semaine suivante, je recevais neuf lettres dans lesquelles on m'annonçait, avec une unanimité touchante, que l'inoculation ayant été faite comme je l'avais demandé, il n'y avait eu aucun résultat.

Voilà, Messieurs, ce qu'on a fait du vaccin en l'inoculant sur de jeunes veaux! voilà l'énergie nouvelle qu'on lui a rendue! Et quand on songe que, depuis plus de deux mois, toute une population, affolée de terreur, s'est livrée avec confiance à l'inoculation de ce virus inactif, comptant sur lui pour se préserver contre une épidémie meurtrière, on ne peut s'empêcher de frémir sur les conséquences désastreuses qui peuvent en résulter. Je ne rechercherai pas sur qui doit peser la lourde responsabilité de cette mystification, qui peut prendre les proportions d'une calamité publique, mais je déplorerai le discrédit immérité dans lequel est actuellement tombé le vaccin jennérien; car, par suite de ce discrédit et de l'exploitation effrénée à laquelle a donné lieu le vaccin de veau, nous en sommes arrivés à voir suspendre les vaccinations juste au moment où elles seraient le plus nécessaires.

Jamais semblable pénurie ne s'était produite depuis le jour où la vaccine a été introduite en France, et si, grâce aux efforts d'une Administration, qui cherche à parer à tous les besoins avec un zèle digne d'éloges, les veaux de l'industrie privée qui, dit-on, sont morts à la peine (1), doivent être bientôt remplacés, il n'en est pas moins vrai que nous éprouverons encore la même difficulté à nous procurer le vaccin humain, le vaccin de Jenner, le seul dont l'efficacité ne soit pas douteuse. Il a bien été entendu que l'on expérimenterait comparativement le vaccin de génisse avec ce vaccin humain, et je vous ai montré ce qu'a donné cette étude comparative pour ceux qui l'ont entreprise sans arrière-pensée; mais ce qui n'avait pas été convenu, c'est qu'on dût nous faire perdre la trace de ce vaccin jennérien, et c'est ce à quoi on paraît être complétement arrivé aujourd'hui. Si bien que, au milieu du désarroi dans lequel nous nous trouvons, nous ne savons plus avec quoi nous vaccinons et que nul de nous ne peut être sûr que, au lendemain d'une vaccination, son client ne sera pas pris d'une variole mortelle.

C'est pourquoi je n'hésite pas à proclamer devant vous la nécessité indispensable, selon moi, de revacciner le plus promptement possible toutes les personnes qui ont été vaccinées depuis quelques années, et surtout pendant ces derniers mois. A ces revaccinations il devra être procédé dès que nous serons sortis de l'affreux gâchis dans lequel nous nous trouvons, et j'espère que nous ne tarderons pas à en sortir, maintenant que l'Assistance publique a reconnu la nécessité d'organiser elle-même un service spécial de la vaccine, sous la direction d'un de mes collègues des hôpitaux, M. le docteur Constantin Paul, dont le caractère, l'activité, le savoir et la parfaite honorabilité nous offrent toutes les garanties désirables.

VIII

Conserver le vaccin paraissait une chose simple et facile il y a quelques années, et c'est seulement parce que nous venons de voir combien il peut être aisé de le perdre, tout en ayant l'air de le conserver, que nous comprenons aujourd'hui toute l'importance de ces fonctions de Conservateur du vaccin qui doivent exister dans tous les départements, et que plusieurs d'entre vous peuvent être un jour appelés à remplir. Au temps jadis, il suffisait de perpétuer le vaccin que l'on possédait et de le recueillir pour les besoins à venir. Aujourd'hui, il faut faire plus, il faut le régénérer, non pas parce qu'il a dégénéré, comme on l'a dit, par sa transmission successive sur des individus de l'espèce humaine, mais parce qu'il y a lieu de craindre qu'il n'ait été abâtardi par son passage sur le veau. Que vous expérimentiez le vaccin de veau, rien de mieux; je l'ai expérimenté moi-même, c'est en l'expérimentant que j'ai appris à l'apprécier comme il le mérite, et que j'ai

---

(1) Ce fait intéresse l'hygiène publique à un autre point de vue, car il démontre que les veaux chargés d'inoculations vaccinales sont malades; et, à ce titre, ils devraient être proscrits du commerce de la boucherie. Je m'étonne que les inspecteurs des abattoirs n'aient pas déjà songé à empêcher de les livrer à la consommation tant qu'ils ne sont pas complétement guéris de la maladie qui leur a été artificiellement donnée et qui, se révélant par une fièvre plus ou moins intense, doit influer sur les qualités de la chair en la rendant, sinon tout à fait nuisible, certainement beaucoup moins salubre. — T. G.

acquis le droit de dire qu'il est complétement sans valeur. Si vous tenez à faire des expériences, et si vous voulez qu'elles soient fructueuses, c'est sur la vache laitière que vous devrez chercher à perpétuer le cow-pox quand vous l'aurez découvert ou quand vous le lui aurez donné par l'inoculation du horse-pox; mais alors vous remarquerez que, si vous conservez à votre cow-pox son énergie primitive, vous perdrez la sécurité que vous espériez obtenir au point de vue de la transmission des maladies contagieuses : car, si votre vache et votre cheval ne peuvent être affectés de syphilis, ils pourront l'être l'un de charbon, l'autre de morve ou de farcin, ce qui serait bien plus redoutable encore. Concurremment avec ces expériences, et quel qu'en doive être le résultat, vous devrez, surtout et avant tout, chercher à vous procurer du cow-pox naturel; puis, après l'avoir inoculé sur des enfants, en suivre attentivement la filiation de façon à ne plus en perdre la trace. C'est alors qu'il conviendra de vous livrer à ce que M. Jules Guérin a si judicieusement appelé la culture du vaccin.

Que dans un moment d'épidémie, comme celui dans lequel nous nous trouvons, on vaccine n'importe qui, n'importe comment, avec du vaccin pris n'importe où, ainsi que nous le faisons actuellement, cela se conçoit : la nécessité commande, et vous savez que « nécessité n'a point de loi. » Mais quand la crise est passée, quand le calme est revenu, la loi reprend son empire, et la vaccination a aussi ses lois auxquelles il faut savoir se soumettre. La première, à mon avis, est d'employer, préférablement à tout autre, du vaccin jennérien issu du cow-pox naturel et recueilli sur un individu de l'espèce humaine. Ce vaccin aura son maximum d'action si vous le recueillez sur un sujet qui n'a pas encore été vacciné, ou qui n'a pas eu déjà la petite vérole, et surtout si vous avez la précaution de ne pas attendre qu'il soit trop vieux pour en faire usage. La périodicité hebdomadaire a consacré l'habitude de ne recueillir le vaccin qu'après le septième jour. C'est un tort; il faut le prendre à partir du cinquième jour et ne jamais lui permettre de dépasser le septième. Il est vrai que la pustule est moins large, qu'elle contient moins de fluide; mais ce fluide est plus actif, et de très-intéressantes expériences faites par M. Truchetet, dans le service de Trousseau, ont démontré qu'en procédant ainsi on obtient les résultats les plus satisfaisants.

Vous aurez aussi du vaccin beaucoup plus beau si vous renoncez à la détestable habitude, qui prévaut aujourd'hui, de vacciner les enfants dans la semaine qui suit la naissance. C'est une de ces pratiques qu'il faut réserver pour les moments d'épidémie, mais, en temps ordinaire, il y a tout avantage à attendre quelques mois, car les tout jeunes enfants sont fort peu aptes à contracter la variole et chez eux la vaccine réussit moins bien qu'elle le fait plus tard. Donc, autant que possible, attendez que les enfants aient 4 à 6 mois au moins pour les vacciner; vous laisserez ainsi passer la période pendant laquelle surviennent les accidents de la syphilis congénitale, pour ceux qui en sont atteints, puis vous serez moins exposés à faire des inoculations inutiles; enfin, quand ces inoculations réussiront, elles vous donneront de meilleur vaccin, que vous pourrez recueillir et conserver.

Quoique je ne redoute pas la transmission des maladies du vaccinifère au vacciné, je n'hésite cependant pas à reconnaître qu'il vaut mieux choisir pour vaccinifère un sujet sain, vigoureux, bien portant, dont les pustules seront parfaitement développées et auront un bel aspect. De tous les sujets qui seront dans ces conditions, vous devrez utiliser le vaccin, soit en le recueillant pour le conserver, soit en l'inoculant immédiatement à d'autres individus.

IX

Procédez ainsi, Messieurs, et vous pouvez être assurés d'abord qu'il ne surviendra jamais entre vos mains le plus léger accident, surtout si vous avez soin de tenir vos instruments en bon état de propreté, et de ne jamais inoculer que du vaccin, sans mélange de sang ou de tout autre liquide; puis que vous donnerez à vos clients une vaccine véritablement efficace et préservatrice; enfin, que vous aurez toujours à votre disposition du bon vaccin, et que jamais vous ne serez pris au dépourvu, comme nous venons de l'être, non-seulement à Paris, mais dans toute la France.

J'espère, pour mon compte, que la triste expérience par laquelle nous venons de passer n'aura pas été complétement inutile, et qu'elle aura rendu évidente pour tous la supériorité du vaccin jennérien. En tout cas, elle a déjà provoqué, de la part des médecins des hôpitaux, une réclamation dont il y a lieu de s'applaudir ; car, considérant, ainsi qu'il convient de le faire, l'emploi du vaccin de génisse comme une simple expérimentation, ils ont demandé que l'on s'inquiétât de retrouver le cow-pox naturel pour l'inoculer à l'homme, et reconstituer ainsi d'une façon authentique le véritable vaccin jennérien, pur de tout mélange.

Comme vous le voyez, Messieurs, on revient à la doctrine et à la pratique de Jenner, si tant est qu'on s'en soit sérieusement écarté, et l'œuvre de ce grand homme restera tout entière, sans avoir été entamée par les attaques les plus violentes et les plus injustes. La vaccine est, en effet, une de ces découvertes merveilleuses qui illustrent non-seulement un homme, mais à la fois un pays et une époque tout entière. C'est un des plus grands bienfaits dont le génie de l'homme ait jamais doté l'humanité, et, à ce titre, elle n'a rien à redouter ni du temps ni des efforts réunis de ses détracteurs, alors même qu'ils se recruteraient parmi ceux qui ont accepté la mission de la propager ou de la défendre. A ceux qui la combattent, l'histoire réserve le plus profond oubli, tandis que les siècles passeront sans amoindrir la gloire de Jenner, dont le nom, à jamais vénéré, restera éternellement dans la mémoire des hommes.

———

Maladies des Femmes

—

CONSIDÉRATIONS HISTORIQUES (1)

Messieurs,

La prédilection très-marquée avec laquelle je me suis, de tout temps, livré à l'étude des maladies des femmes a, je n'en doute pas, contribué à faire venir dans cet amphithéâtre un certain nombre d'entre vous, attirés par la pensée que j'allais consacer exclusivement mes leçons à la description des maladies qui affectent les organes génitaux féminins. Je veux bien ne pas tromper tout à fait cette attente, mais je tiens à ne pas la réaliser d'une façon complète; aussi, afin de ne vous laisser aucun doute à ce sujet, ai-je eu soin de choisir pour texte de ma première leçon une question tout à fait étrangère à la pathologie féminine, en vous prévenant que telle serait ma règle de conduite la plus habituelle.

Autant je comprends que, parmi les diverses branches des sciences médicales, il y ait certaines parties dont l'étude offre plus d'attrait et vers lesquelles on dirige ses investigations avec plus de complaisance, autant je réprouve qu'un homme intelligent se confine dans l'étude exclusive des maladies d'un seul organe et s'y trouve tellement absorbé qu'il finisse par ignorer tout le reste. La spécialité, ainsi comprise par ceux qui acceptent cette dénomination barbare de *Gynécologistes,* n'est point du tout mon fait, et je ne consentirai jamais à m'y adonner d'une façon aussi exclusive. Soyons médecins d'abord et avant tout ; suivons sur chaque partie de la pratique médicale les progrès de la science, devançons-les même toutes les fois que nous le pourrons, et, s'il se trouve certains points au sujet desquels il nous est jamais permis d'espérer que nos travaux ne seront peut-être pas inutiles pour activer le mouvement en avant, n'abandonnons pas pour cela les autres, et restons médecins dans la plus large acception du mot. C'est ce que je m'efforcerai toujours de faire, et si, plus souvent qu'ailleurs, vous entendez parler ici des maladies des femmes, soyez bien assurés qu'on y parle aussi d'autres affections morbides, et que

(1) Cette leçon a été rédigée par M. le docteur G. CHANTREUIL, chef de clinique de la Faculté, sur des notes recueillies, tant par lui que par M. T. RAYMOND, interne des hôpitaux.

ce sujet, malgré tout son intérêt, ne suffit pas à nous absorber assez pour nous entraîner à négliger aucun des autres.

Un petit nombre de leçons me suffiront du reste, je l'espère du moins, pour vous initier à celles des maladies des femmes que vous avez le plus d'intérêt à bien connaître, et j'aurai soin d'utiliser, pour votre instruction, tous les faits qui se présenteront dans nos salles. Peut-être même, si les sujets nous manquent, me laisserai-je aller à vous faire, exceptionnellement, quelques leçons didactiques sur certaines des formes les plus communes de ces maladies, me réservant d'insister plus ou moins sur ces questions, suivant qu'elles me paraîtront vous offrir un intérêt plus ou moins soutenu.

Je voudrais être à même de juger dès aujourd'hui, Messieurs, de l'attrait qu'une semblable étude peut vous inspirer, et j'ai pensé que la meilleure manière de vous y préparer serait de faire passer sous vos yeux, dans une rapide revue, l'exposé des travaux les plus importants que nos devanciers nous ont laissés sur ce sujet.

Ce n'est pas un historique complet que je veux faire en ce moment devant vous ; une pareille étude, qui suppose des connaissances étendues et achevées sur la matière, serait, suivant moi, mieux placée à la fin de ces leçons qu'à leur début, et peut-être me donnerai-je un jour la satisfaction de l'entreprendre, avec tous les développements qu'elle comporte. C'est un simple coup d'œil que je vous invite à jeter avec moi sur les travaux de nos prédécesseurs, afin de vous permettre d'apprécier la manière dont se sont accomplis, à travers les siècles, les progrès et les perfectionnements qui ont amené la science au point où nous la trouvons aujourd'hui. Cela nous permettra de mieux comprendre ce qui nous reste à faire, et nous montrera, peut-être, dans quelle voie nous devrons diriger nos investigations, pour qu'elles deviennent réellement fructueuses.

On a dit que les connaissances positives sur les maladies des organes génitaux internes de la femme, et principalement sur celles qui affectent l'utérus, ne remontent pas au delà du commencement de ce siècle. C'est une opinion erronée que je me contente de rappeler sans faire effort pour la combattre, car elle sera pleinement réfutée dans cette leçon.

En remontant pas à pas jusqu'aux origines de la science, nous trouvons que l'on peut partager en quatre périodes bien distinctes et bien tranchées l'histoire de l'étude des maladies des femmes : la première période commence à Hippocrate et finit à Paul d'Egine. Elle va donc de l'an 430 avant J.-C. jusqu'au milieu du VIIe siècle de l'ère chrétienne : c'est l'époque des travaux, des recherches et des progrès. La seconde période, pleine d'obscurité et d'ignorance, dure près de neuf cents ans : c'est la période du moyen âge ; elle nous conduit jusqu'au commencement du XVIe siècle, vers la fin duquel seulement nous voyons réapparaître des travaux sérieux et vraiment dignes d'examen. Cette troisième période, que j'appellerais volontiers période de renaissance, dure jusqu'au XIXe siècle, avec lequel commence la quatrième période, ou période contemporaine.

Ces quatre périodes, que je ne vous signale ici que pour établir tout d'abord les grandes divisions de notre sujet, seront d'ailleurs bien caractérisées et mieux définies dans le courant de cette étude, et pourront, pour la facilité de notre exposé, être subdivisées chacune en un certain nombre de périodes secondaires.

I. Période ancienne ou gréco-romaine.

C'est toujours Hippocrate qu'il faut nommer le premier quand il s'agit d'historique médical. En parcourant la collection hippocratique, qui date du Ve siècle avant l'ère chrétienne, nous voyons que les médecins grecs possédaient des notions importantes sur les maladies des femmes. Lisez les chapitres : *Des maladies des femmes* ; *De la nature de la femme* ; *De la superfétation* ; *De la stérilité* ; *De la nature de l'enfant* ; *Des lieux* ; *Des épidémies*, et même celui *Des maladies propres aux vierges*, tout apocryphe qu'il puisse être ; parcourez avec attention les *Aphorismes* et les *Prédictions*, puis vous demeurerez convaincus que les médecins grecs avaient des connaissances, étendues et le plus souvent exactes, sur la plupart des maladies qui sont spécialement l'apanage du sexe féminin.

Hippocrate regarde les affections chroniques des femmes comme provenant de la matrice, seule source des accidents. L'illustre médecin grec devançait ainsi de vingt siècles le médecin hollandais Van Helmont, qui proclama le fameux aphorisme : *Propter solum uterum mulier est id quod est.*

Hippocrate s'inquiète non-seulement des maladies des organes génitaux, mais aussi de l'influence que, par le jeu physiologique régulier de leurs fonctions, ces organes exercent sur l'ensemble de l'économie de la femme. C'est ainsi qu'il parle de la sensation vague éprouvée par la jeune fille quand elle devient pubère ; de la sensation plus profonde de la femme, au moment où elle conçoit. Il admet que les maladies sont plus fréquentes chez les femmes stériles que chez les autres.

A propos de la chlorose et de l'hystérie, il croit à l'influence favorable du mariage. Enfin, il insiste sur les conséquences des déplacements ou des déviations de l'utérus relativement à la conception, et, sans attendre que la théorie de l'ovulation ait donné l'explication de ce fait, il proclame que l'aptitude à la fécondation n'existe que chez les femmes menstruées ; surtout au moment des règles, plutôt à la fin qu'au début.

Le cathétérisme utérin est indiqué en divers endroits ; le toucher, les pessaires intra-utérins, la dilatation du col, le redressement de la matrice pour obvier à la stérilité résultant de la déviation, tout cela est signalé, tandis qu'on ne voit nulle part encore apparaître la moindre notion du spéculum.

Au livre IV des *Épidémies*, il est question d'une tumeur abdominale survenue après suppression des menstrues, et guérie après évacuations de selles abondantes. Cette tumeur pourrait bien avoir été formée par un phlegmon péri-utérin, à moins qu'elle ne fût due à une hématocèle.

En résumé, les auteurs hippocratiques paraissent avoir connu un grand nombre d'affections utérines, celles qui sont propres aux femmes en couches, tout comme celles qui surviennent en dehors de l'état puerpéral. On sent qu'ils ont vu beaucoup, et qu'ils ont dû être à même d'acquérir une vaste expérience pratique; mais il y a chez eux une certaine confusion dans l'énumération des symptômes; aussi leur diagnostic reste-t-il presque toujours indécis, au moins pour nous qui les lisons à vingt-quatre siècles de distance; de telle sorte que, tout en étant autorisés à penser qu'ils ont vu juste, il nous est rarement possible de reconnaître exactement ce qu'ils ont décrit.

Le traitement est la partie la mieux développée dans leurs ouvrages; cela se comprend facilement, quand on songe que les médecins grecs étaient surtout des guérisseurs. Leur plus grande erreur, et elle a été partagée pendant bien des siècles par ceux qui leur ont succédé, a été de croire que l'utérus était une sorte d'animal vivant d'une vie isolée au sein de l'organisme de la femme; s'y mouvant en toute liberté, et venant, par ses migrations, gêner le jeu des autres organes. C'est à sa présence, à l'épigastre ou au cou, qu'ils attribuaient la sensation de la boule hystérique. Et, comme ils s'étaient imaginé que cet animal devait avoir une prédilection marquée pour les odeurs suaves, en même temps qu'une répulsion profonde pour les mauvaises odeurs, ils avaient érigé en principe de thérapeutique de faire respirer aux hystériques des odeurs nauséeuses, de placer des parfums entre leurs cuisses, et de leur défendre l'usage des cosmétiques, pour que l'animal vagabond ne fût pas attiré vers la tête, où sa présence devait causer des désordres fâcheux.

Il faut aller ensuite jusqu'au commencement de l'ère chrétienne pour trouver quelques notions exactes sur la pathologie féminine. Un Asclépiade (96 ans avant J.-C.) n'a rien laissé, mais il est cité 380 ans après, par Aétius, comme ayant indiqué les remèdes propres à faire cicatriser les ulcères de la matrice.

Celse, dans un assez grand nombre de passages de ses œuvres, s'est livré à des descriptions minutieuses sur les maladies de la vulve et de l'utérus. Le chapitre 28 du livre VII est intitulé : *Si naturalia fœminarum non admittunt concubitum, quo modo curari conveniat* (ce qu'il convient de faire quand il y a imperforation du vagin); l'auteur conseille l'incision cruciale, la dilatation par les mèches, et, enfin, le coït. Le chapitre 29 contient la description des opérations à faire pour retirer le fœtus mort, hors de l'utérus. C'est en vain que j'ai cherché, dans les œuvres de Celse, un chapitre avec le titre : *De variis uterorum affectibus*, qui est cité dans un ouvrage récent.

On trouve des indications précieuses dans Arétée, de Cappadoce, qui vivait, suivant les uns, dans le Ier siècle de l'ère chrétienne, suivant les autres 350 ans seulement après J.-C. Il n'est pas douteux que cet auteur a observé et su reconnaître la plupart des affections utérines, telles que nous les décrivons aujourd'hui. Il donne les caractères des écoulements vaginaux, et parle de leur valeur, tant diagnostique que pronostique, en praticien consommé. Pour lui, la matrice n'est pas seulement exposée aux ulcères, à l'inflammation et aux flux ; mais aussi aux déplacements divers qui peuvent être causes de graves dangers, au cancer, et enfin au prolapsus, qui peut être ou complet ou partiel. (*Fluor duplex, duritia, ulcera aliqua innoxia, aliqua maligna, exitus totius aut partis.*) Il n'est pas jusqu'aux inflammations péri-utérines qu'il n'ait indiquées de façon à nous montrer que nous étions dans une erreur profonde lorsque nous attribuions à la science moderne la première notion de cet état morbide. Non-seulement il les a décrites, mais, en clinicien expérimenté, il a indiqué le seul moyen pratique de les diagnostiquer et de les reconnaître : « *Venæ autem in utero turgent et proximæ simul partes distenduntur, id vero perspicacibus medicis* TACTU *deprehenditur, neque enim aliter liquet.* »

Je veux bien qu'il puisse s'élever quelques doutes sur la nature de la tumeur dont il est question dans ce passage, et ce n'est pas ici le moment de discuter sur sa signification véritable ; mais, quelles que puissent être les divergences d'opinion à cet égard, il n'en reste pas moins avéré, — et c'est ce que je tiens surtout à établir maintenant, — que, du temps d'Arétée, les maladies des femmes étaient non-seulement soignées, mais étudiées, examinées et diagnostiquées avec une exactitude dont la rigueur et la précision laissaient fort peu à désirer.

Galien (131 à 200 ans après J.-C.) n'a rien écrit de spécial sur les maladies des femmes, quoiqu'on lui ait attribué un livre de *Gynœceis*, qui paraît apocryphe et où nous ne trouvons rien d'important à signaler.

J'en dirais autant des œuvres d'Aétius si l'on n'y trouvait l'indication de l'usage de la sonde et du doigt pour redresser l'utérus dévié, indication confirmative de ce premier fait sur lequel j'ai déjà attiré votre attention, que, dans ces temps reculés, toutes les explorations indispensables pour le diagnostic et le traitement des maladies des femmes étaient usuellement pratiquées par le médecin lui-même. La lecture du livre d'Aétius a pour nous un autre intérêt : nous y trouvons la mention des noms d'un certain nombre d'autres auteurs dont les ouvrages sur les maladies des femmes ne sont pas tous parvenus jusqu'à nous. De ce nombre sont l'Asclépiade, dont je vous ai déjà parlé, une certaine Aspasie, puis Philomène, Leonidas, Archigène, Ruffus et Sorranus.

Paul d'Égine (634), désigné sous le nom d'*Obstetricius*, décrit, dans son ouvrage (*De abcessu vulvæ*), un spéculum qui permet de voir profondément les parties génitales de la femme. Il indique la forme de l'instrument (λωτοσ), la manière de l'appliquer, et conseille de se placer à droite de la femme (*medicus autem ex dextrà sedens tentabit speculo, quod dioptram dicunt, ætate accommodato).* La façon dont il s'exprime à l'égard du spéculum doit faire penser que cet instrument était connu avant lui, mais je n'ai pu en trouver l'indication dans aucun autre ouvrage antérieur. Paul d'Egine parle encore des diverses variétés de l'inflammation utérine, dont l'une (*inflammatio cum duritiâ*), déjà signalée par Arétée de Cappadoce, me paraît avoir beaucoup de rapport avec certaines formes de la métrite chronique, que l'on désignait, il y a moins de trente ans, sous le nom d'engorgement dur ou squirrheux, et que l'on avait tant de peine à différencier du cancer à son début.

Jusqu'ici, c'est-à-dire jusque vers le milieu du VIIe siècle de l'ère chrétienne, les notions sur les maladies des femmes sont, vous le voyez, Messieurs, assez exactes, et même, à de certains points de vue, assez complètes ; nous allons entrer maintenant dans une longue période d'erreur et d'ignorance.

Les auteurs dont nous venons de passer les ouvrages en revue représentent les temps les plus florissants des civilisations grecque et romaine. Or, en Grèce et à Rome, la femme tenait une place importante dans la société ; elle vivait de la vie commune et exerçait souvent une influence capitale. A Athènes, nous la voyons prendre une part active à la vie publique et à l'étude des lettres et des arts ; à Sparte, où Lycurgue avait consacré tant de soin à l'éducation des femmes, nous voyons la jeune fille participer aux luttes du gymnase ; et la mère de famille garder la direction de l'éducation de son fils qu'elle termine seulement le jour où l'armée le réclame ; encore tient-elle à lui remettre elle-même son bouclier avec cette simple recommandation, pleine d'une noble grandeur : « Reviens dessus ou dessous, » c'est-à-dire mort ou vainqueur.

A Rome, l'influence de la femme est peut-être plus marquée encore ; ainsi, nous voyons Cornélie, mère des Gracques, présider elle-même à l'éducation de ses fils, les deux plus énergiques tribuns de l'altière république, qui fit deux de ses plus importantes révolutions pour venger l'honneur de deux femmes outragées : Lucrèce et Virginie.

On comprend donc facilement que, dans des sociétés ainsi constituées, l'attention des médecins fût dirigée vers l'étude des maladies des femmes, et que les explorations nécessitées par cette étude ne fussent pas empêchées par les scrupules exagérés d'une pudeur déplacée. Il en est résulté une somme de connaissances positives et véritablement précieuses, qui ont été recueillies par les médecins éclairés de cette époque intelligente. A ces connaissances, que la tradition nous a transmises, non-seulement les siècles suivants n'ont rien ajouté, mais on peut dire qu'ils ont retranché beaucoup ; pendant la période de barbarie qui a marqué la chute de l'empire romain.

En effet, à l'époque de l'histoire où nous sommes parvenus, l'invasion des barbares, commencée à la fin du IVe siècle et continuée pendant le cours du Ve, a renversé cette civilisation gréco-romaine, sous l'heureuse influence de laquelle les sciences avaient pu se développer concurremment avec les arts. Du vaste empire de Théodose, partagé, en 395, entre ses deux fils, la portion occidentale était, en 476, complétement tombée aux mains des barbares, qui, tout entiers occupés à se disputer le sol de l'Italie, de la Germanie et des Gaules, et à constituer leur nationalités nouvelles sur ces territoires à peine conquis, n'avaient pas le loisir de cultiver les lettres ni les sciences. L'empire d'Orient résista plus longtemps; mais, après avoir jeté un éclat éphémère sous Justinien (507-565), il ne tarda pas à tomber dans cet état de décadence d'où sortit le Bas-Empire, qui, tout en conservant une existence précaire, n'eut plus désormais aucune influence sur les destinées du monde. Aussi les progrès des arts et des sciences furent-ils complétement arrêtés à Constantinople aussi bien qu'à Rome, et la médecine, suivant le sort commun, fut-elle assez abandonnée pour que nous puissions nous demander s'il y eut encore, en Europe, des médecins véritablement dignes de ce nom.

II. Période du moyen age.

Le VIIe siècle voit surgir, vers les limites extrêmes du monde alors connu, une civilisation nouvelle, créée pour ainsi dire de toutes pièces, en Orient, par Mahomet. Le Prophète naquit en 570; mais c'est en 622 qu'eut lieu sa retraite, de la Mecque vers Yatreb, *hégire* de laquelle date l'ère musulmane.

A partir de cette époque, l'influence des Arabes se répandit rapidement, et, après avoir conquis le nord de l'Afrique, ils pénétrèrent, en 711, en Espagne, d'où ils firent, de 723 à 743, de nombreuses excursions jusque sur le territoire de l'ancienne Gaule. Seulement, au contraire des conquérants du Nord, contre lesquels ils vinrent se heurter, et qui n'apportaient le plus souvent avec eux que la barbarie, la dévastation et la ruine, ces conquérants du Midi répandaient sur leur passage et autour d'eux les bienfaits d'une civilisation déjà raffinée et qui se montrait surtout amie des sciences et des arts. De cette civilisation profitèrent non-seulement les peuples soumis à leur domination, mais aussi ceux qui, avec des fortunes diverses, avaient pu s'y soustraire.

Si vous voulez bien vous rappeler que ces orgueilleux croyants étaient tellement convaincus de leur supériorité qu'ils ont pu, à tort ou à raison, être accusés d'avoir dédaigneusement brûlé la riche bibliothèque d'Alexandrie, sous prétexte que toute science devait émaner du Koran, vous comprendrez qu'ils aient tenu, pendant toute la période de fanatisme qui marqua le début de leur puissance, à ne rien emprunter aux monuments des civilisations grecque et romaine qui les avaient précédés. Aussi, ces monuments restèrent-ils longtemps lettre morte pour eux, qui, pendant près de dix siècles, marchèrent à la tête des nations civilisées, et donnèrent le signal des progrès les plus importants accomplis pendant toute cette longue période.

Or, si ces progrès furent immenses en ce qui concerne les arts et les sciences ; si la médecine elle-même, et surtout la chirurgie, cette médecine active des peuples guerriers et conquérants, furent cultivées avec honneur et perfectionnées par les Arabes, il faut bien reconnaître que toute la partie de la science qui se rapporte aux maladies des femmes fut complétement négligée par eux.

Comment en eût-il été autrement? Esclave, et n'ayant d'autre mission que de satisfaire aux plaisirs de son maître, la femme n'avait aucun rôle dans la société musulmane. Enfermée, et jalousement gardée tant qu'elle avait la faveur, elle devait être dédaigneusement mise de côté lorsque la maladie altérait sa beauté ; et, dans tous les cas, personne ne pouvait être admis assez près d'elle pour songer sérieusement à la soigner et à la guérir. Aussi, voyons-nous les médecins arabes négliger complétement cette partie de la science médicale. Leur ignorance, à cet égard, se révèle à chaque page de leurs œuvres, soit qu'ils la passent entièrement sous silence, soit qu'ils abritent sous leur patronage les formules de l'empirisme le plus extravagant.

Trop souvent les plus distingués d'entre eux se fient aux matrones pour étudier les maladies des femmes, aux amulettes ou aux pratiques de la superstition la plus grossière pour les guérir. A peine Rhazès et Avicenne parlent-ils vaguement d'hémorrhoïdes et de rhagades de l'utérus. Ils donnent bien une indication du spéculum, mais si vague et si indécise que l'on peut douter qu'ils l'aient jamais employé eux-mêmes.

Albucasis (1104) décrit avec plus de détails un instrument destiné à explorer l'utérus, et il en donne le dessin. Mais cet instrument, composé de deux lames qu'on devait placer dans le vagin, pour les écarter ensuite au moyen de vis de rappel, me semble d'un emploi à peu près impossible, à cause de deux montants qui occupent précisément la place où devraient se trouver les cuisses de la femme. Tout au plus cet instrument pourrait-il être appliqué aux cas de dystocie plutôt qu'aux explorations nécessitées par le diagnostic ou le traitement des maladies des femmes dans les conditions ordinaires.

Du reste, ce n'est pas seulement dans les auteurs arabes eux-mêmes que nous pouvons constater la pénurie des notions relatives aux maladies des femmes, qui caractérise cette époque. Cette pénurie se retrouve au moins aussi complète dans les auteurs européens du moyen âge, qui, ayant puisé toute leur instruction médicale auprès des Arabes, sont connus sous le nom d'arabistes : Constantin, dit l'Africain, qui, vers 1060, traduisit de l'arabe divers ouvrages, parmi lesquels se trouvait un opuscule sur les maladies des femmes ; Gérard (de Crémone), qui, pendant le XIIe siècle, apporta en Italie la traduction du Canon d'Avicenne, des œuvres de Rhazez, et, enfin, de certains ouvrages d'Hippocrate et de Galien, qui, dédaignés d'abord par les Arabes, étaient alors traduits dans leur langue; Henri de Saxe, le disciple d'Albert le Grand (1) (1290); Bernard Gordon (2) (1305); Jean de Salerne (1350); Guy de Chauliac (1363), etc.

Il suffit de parcourir les œuvres de ces médecins pour reconnaître, non-seulement qu'ils ont tout emprunté aux Arabes, mais que, le plus souvent, ils ne se sont même pas donné la peine de les paraphraser et qu'ils les ont copiés servilement, au moins en ce qui concerne les maladies des femmes, à propos desquelles je puis vous affirmer et qu'ils ignoraient ce qui avait été enseigné par les auteurs grecs et romains, et qu'ils n'avaient acquis par eux-mêmes aucune expérience personnelle. C'est surtout ce défaut absolu d'observation personnelle qui caractérise toutes les œuvres écrites pendant la période du moyen âge; ainsi, je trouve dans *la Fleur de lys de la médecine*, de Gordon, écrite en 1305, et traduite en français en 1509, un passage de cette force : « Menstrues fluent selon l'usage de la lune, car ils viennent aux pucelles au premier quarteron, et ès jeunes au deuxième qurteron, et ès vieilles au tiers, et ès anciennes au quart; pour ce pouvons juger que jeunes gens se doivent soigner en nouvelle lune et les anciens en vieille lune. »

Le même auteur indique un moyen de diagnostic qui suffit pour permettre de juger la valeur de ses connaissances pratiques : « On peut faire par cette manière qui n'est pas moult honneste : prenez un drapel net et délié et le baignez en menstrues, puis le mettez sécher, puis le lavez, et s'il se tire à rougeur, c'est cause de sang; s'il se tire à couleur citrine, c'est colère; s'il est blanc, c'est flemme; si c'est à liveur, c'est mélancolie. Et par ce on cognoyt l'humeur péchant et la cause de la retenue, et la cause de stérilité et des semblables. »

Dans le chapitre X du même livre, nous trouvons une description de l'hystérie rappelant jusqu'à un certain point celle d'Hippocrate; car l'auteur attribue la maladie qu'il désigne sous le nom de *suffocacion de matrice* au déplacement de l'utérus vers les parties supérieures : « Suffocacion de matrice, c'est la matrice qui monte de bas jusque au diaphragme pour humeurs corrompues venimeuses par lesquelles avient compression des membres spirituels et sincopine et ablacion de sens et mouvement en tout le corps. »

Le chapitre XII, qui est intitulé : *De rhagadiis vulvæ,* est, en effet, consacré aux moyens de reconnaître et de guérir les plaies, les ulcères, les végétations des organes génitaux, mais bien plutôt lorsqu'elles affectent la vulve que l'utérus lui-même. Gordon conseille bien de placer la femme dans un lieu clair, et de mettre un miroir devant la vulve pour mieux voir la lésion qu'on doit traiter. « Ponatur

(1) *De secretis mulierum.*
(2) *Practica dicta lilium medicinæ.*

mulier in loco luminoso, et speculum prœsentetur naturalibus illis, tunc in speculo apparet, si fuerit ulcus, aut rhagadia, aut quid aliud » (1).

Dans les chapitres suivants, l'auteur s'occupe des déplacements, des déviations
de l'utérus : *De præcipitatione matricis.* Il conseille de faire pratiquer le toucher
par une matrone, — « et si passio fuerit occulta, tunc obstetrix debet apponere manum vel digitum, » — et recommande le traitement déjà indiqué par Hippocrate :
les ventouses au côté opposé, ou aux mamelles, les fumigations agréables en haut
et nauséeuses en bas ; si ces moyens ne réussissent pas, il fait replacer la matrice
dans sa situation normale par la sage-femme, n'osant pas se permettre d'y toucher
lui-même. — « Et obstetrix immergat manum suam cum oleo masticho, et si
matrix apparet exterius, reponat eam in loco suo. » — Par ce mot *obstetrix*, que je
retrouve et dans l'édition de 1491, et dans les éditions latines du XVIe siècle, on
pourrait croire que l'auteur a entendu dire qu'il fallait recourir à l'assistance d'une
sage-femme expérimentée ; mais si l'on se reporte à l'édition française de 1509, on
voit qu'il s'agit non plus seulement d'une sage-femme, pas même d'une matrone,
mais bien seulement de la *servante.* C'est à la servante que les médecins de cette
époque étaient forcés d'avoir recours pour pratiquer les attouchements qui devaient
éclairer leur diagnostic ou faciliter leur traitement, et vous comprenez sans peine
quelle incertitude devait en résulter pour leur pratique.

Pourquoi donc cette réserve poussée jusqu'à la pruderie, et que nous avons pu
voir se propager jusqu'à nos jours, où, il y a peu d'années encore, des praticiens
en renom acceptaient que leurs malades, refusant de se laisser examiner par eux,
fussent visitées, hors de leur présence, par une sage-femme d'après les déclarations
de laquelle ils donnaient leurs ordonnances ; comme si la partie la plus importante
de la consultation qui leur était demandée ne consistait pas plutôt dans ces explorations pour lesquelles la délicatesse des sens est au moins aussi indispensable que
la rectitude du jugement, et comme s'il était possible de songer sérieusement à
instituer un traitement convenable sur des constatations que l'on n'aurait pas con-
trôlées soi-même ?

Pourquoi ces explorations pratiquées journellement par les médecins de l'antiquité ne l'étaient-elles plus par les médecins du moyen âge ? C'est, à n'en pas
douter, parce que les mœurs occidentales se sont profondément ressenties, pendant
toute cette période, de l'influence des habitudes de l'Orient, contractées, à leur insu
sans doute, par nos paladins pendant les guerres des Croisades. Ici, les femmes
n'étaient pas gardées par des eunuques, et, loin de leur commander, chacun tenait
à honneur de leur obéir aveuglément ; mais, reines ou déesses, elles n'en étaient
pas moins esclaves, et le profond respect dont on les entourait formait autour

---

(1) Nous citons le texte latin relatif à ce passage, à cause de la crudité de langage qu'il présente dans
la traduction française de 1509, dans laquelle le mot *spéculum* est remplacé par celui de *mirouer.*

d'elles une enceinte non moins infranchissable que les murs du harem. Pour se traduire autrement, la jalousie des chevaliers qui avaient guerroyé en Palestine n'était pas moins ardente que celle des Sarrazins, et s'ils n'approchaient qu'en tremblant de la dame de leurs pensées, ou ne lui parlaient qu'à genoux, ils n'auraient pas souffert qu'un autre homme l'abordât de plus près, même pour la soigner, la guérir, et la rendre à leur adoration. D'où il résulte que des habitudes et des mœurs, en apparence complétement opposées, conduisirent absolument au même résultat, c'est-à-dire à l'abandon complet par les médecins de l'étude des maladies des femmes, dont le traitement fut exclusivement confié aux matrones et aux sages-femmes. Du reste, la femme était loin d'occuper une place importante dans cette société régie par la loi Salique, et à une époque où l'on mettait gravement en discussion la question de savoir si elle avait une âme; aussi n'est-il pas étonnant que, tout en étant plus adulée, elle n'ait pas été mieux ni plus attentivement soignée en Occident qu'elle ne l'était en Orient.

Au surplus, la science médicale, comme toutes les autres sciences, était alors surtout aux mains des moines, qui avaient recueilli dans leurs couvents les rares manuscrits échappés aux dévastations des barbares. Grâce à eux, la médecine des Arabes put souvent être complétée par celle d'Hippocrate et de Galien, mais leur attention éveillée sur tous les autres points devait discrètement s'éloigner de l'étude des maladies des femmes, et cette réserve, dictée par leur caractère, vint certainement s'ajouter à celle qui était déjà dans les mœurs de l'époque, et dont je crois vous avoir suffisamment indiqué l'origine.

L'ignorance de Gordon n'a donc rien d'exceptionnel et elle est partagée par tous les auteurs de la même époque, aussi bien par Lanfranc que par Guy de Chauliac. Ce dernier, dans sa *Grande chirurgie* (1367), ne consacre à la pathologie des femmes que quelques pages fort incomplètes. Il parle d'abord de l'*hermaphrodisie*, distinguant l'hermaphrodite mâle de l'hermaphrodite femelle; viennent ensuite les chapitres : *Des passions de l'amarry* (utérus) *et premièrement de sa closture. — De l'amplification de la vulve. — Du tentige de l'amarry* (addition charnue). *— De tirer hors l'enfant.— De tirer hors l'arrière-faix. — De l'amas de chair en l'amarry* (môle d'après Avicenne). Et c'est tout. Mais l'énumération de ces chapitres ne suffit pas pour vous permettre d'apprécier la nullité de chacun d'eux. Il en est plusieurs qui ne comportent pas plus de quatre à six lignes, et qui cependant fourmillent d'erreurs. En voulez-vous un exemple? prenez la description anatomique de l'utérus, donnée par le même auteur au commencement de son livre : « Elle a, y est-il dit (l'amarry), colligeance ou alliance avec le cerveau, le cœur, le foie et l'estomac et est attachée au dos. Entre elle et les mamelles sont continues les veines du lait et des menstrues, à raison de quoi, dit Galen, qu'Hippocras disoit le lait être frère des menstrues. »

Celui qui a écrit ces lignes n'avait certainement jamais vu ni un utérus, ni un seul des ouvrages d'Hippocrate ou de Galien, dont il parlait seulement par ouï-dire. Cela lui était du reste permis, car les manuscrits grecs étaient rares, et la langue dans laquelle ils étaient écrits les rendait incompréhensibles pour la plupart de ceux qui les possédaient. Aussi n'est-il pas étonnant que, dans le Xe siècle, au terme duquel chacun était convaincu que devait arriver la fin du monde, et quand on manquait de papyrus, on ait gratté les vieux parchemins, pour remplacer par des images saintes ou des cantiques enluminés les caractères profanes dont ils étaient couverts.

Un tel état de choses ne devait pas durer indéfiniment, et du sein même des communautés religieuses ne tardèrent pas à surgir les savants qui, recueillant avec soin ces précieux manuscrits, nous les ont transmis au moyen de copies ou de traductions plus ou moins fidèles, mais certainement supérieures à celles qui avaient été prises sur les traductions arabes.

Déjà, dans le courant du XIIIe siècle, postérieurement, par conséquent, aux travaux de Constantin et de Gérard, le moine Bacon, en composant une grammaire latine, grecque et hébraïque, avait, avec l'autorité d'un puissant génie, donné à l'étude de ces langues une impulsion qui fut suivie, et qui permit aux médecins des siècles suivants, aux Léonicène, aux Marc Guatinaria, aux Antoine Guainier, aux Savonarole, aux Plater, de retrouver dans les œuvres des médecins de l'antiquité des notions relatives aux maladies des femmes, qui étaient demeurées à peu près complétement inconnues et des médecins arabes, et des arabistes leurs disciples. Seulement, ces connaissances ne sortirent pas à cette époque du domaine de la théorie pure, et, sans vouloir entrer dans de nombreuses citations qui deviendraient fastidieuses, il me suffira de vous dire que la *môle*, cette affection bizarre en même temps que si exceptionelle et si rare, fait à elle seule les frais de la majeure partie des descriptions tracées par les médecins du moyen âge, pour vous convaincre que ces auteurs prenaient leurs types plutôt dans les œuvres de leurs devanciers que sur la nature, dont le livre devait, pendant assez longtemps encore, rester fermé pour eux.

III. Période de renaissance.

L'œuvre entreprise par les savants et les lettrés des XIIIe et XIVe siècles devait être fécondée pendant le cours du XVe siècle, si fertile en événements historiques importants, au premier rang desquels il convient de placer l'invention de l'imprimerie, qui eut lieu en 1434.

Ce fait, en apparence bien modeste et bien simple, et qui passa certainement inaperçu de ceux dont toute l'attention était absorbée par l'agonie de l'Empire grec ou par l'expédition de Christophe Colomb, devait exercer par la suite sur les destinées du monde une influence de beaucoup supérieure à celle de la prise de Constantinople par les Turcs, ou de la conquête de l'Amérique par les Espagnols. Si modeste qu'il fût dès ses débuts, l'art de l'imprimerie joua, dès les premiers moments, un rôle capital dans le grand mouvement de transformation du moyen âge. En ce qui concerne la science médicale, qui avait besoin pour se reconstituer de renouer la chaîne de la tradition depuis trop longtemps brisée, on se hâta de publier et de répandre les œuvres des maîtres de la Grèce et de Rome. Elles furent publiées, soit textuellement, soit après avoir été traduites, soit avec des commentaires ajoutés au texte; mais l'essentiel est qu'elles furent connues des médecins qui y puisèrent l'amour de la science et le goût de l'observation.

C'est à cette époque que les œuvres de Celse, qui, d'après Gerbert, auraient été lues dans les cours au Xe siècle, et conservées sous forme de notes, furent retrouvées et remises au jour par un certain Thomas de Sarzane. Quant aux auteurs grecs, dont les travaux n'avaient jusqu'alors pénétré en Occident que par l'intermédiaire des Arabes, ils purent, enfin, être traduits directement en latin par les savants de Constantinople, qui, obligés de s'enfuir après la prise de cette ville par les Turcs ottomans, en 1453, se répandirent en Europe, et surtout en Italie, où leur présence ne contribua pas peu à entretenir le goût des lettres, déjà remis en honneur sous la protection éclairée des Visconti, des Sforza et des Médicis.

On rechercha avec ardeur les anciens manuscrits conservés dans les couvents par les moines, et bientôt la lecture des grands classiques servit à ramener dans la voie du bon sens et de l'observation sérieuse la science si longtemps égarée.

Déjà on s'était livréaux recherches anatomiques, et, dès 1315, Mondini, de Luzzi, avait disséqué publiquement deux cadavres de femmes. Les descriptions qu'il en donna laissent certainement beaucoup à désirer; mais c'était faire un grand pas en avant que de reconnaître, à cette période de l'art médical, l'utilité des notions positives; c'était tracer le chemin du progrès et pressentir le but vers lequel tend la science moderne.

Un nouvel art, celui de la gravure, vint en aide à l'imprimerie ; on vit paraître, dès la fin du XVe siècle, des ouvrages illustrés de planches, dont l'un, dû à Jean Ketham (*Venetiis*, 1481), contient une figure, assez peu exacte du reste, qui représente la matrice.

Un des auteurs qui profitèrent le plus des avantages fournis par la gravure est Ambroise Paré, dont les œuvres, publiées en 1561, sont ornées d'un certain nombre de dessins. — Dans son livre de la *Génération de l'homme*, il donne divers « pourtraicts du *speculum matricis* et de pessaires de métal, pour *éventiller la matrice.* »

Il ne paraît pas s'être servi beaucoup de ces instruments, et il a grandement raison de mettre, en tête de ce livre, qu'il *a été recueilly des anciens et des modernes*, prévenant ainsi, pour cette fois, le reproche qu'on lui a si souvent adressé, de ne pas s'être suffisamment abstenu d'écrire sur des sujets qu'il ne connaissait pas. Ce petit traité n'est qu'une indigeste compilation des travaux anciens, dénaturés par les Arabes ou par les arabistes, et il vaudrait mieux pour la gloire de Paré qu'il n'y eût pas mis son nom. — Du reste, il est généralement reconnu qu'il ne l'a pas écrit lui-même ; car les biographes s'accordent à dire que ce chirurgien, très-apprécié pour son sens pratique, n'avait pas assez d'érudition pour faire les recherches bibliographiques nécessaires à un pareil travail.

Cet auteur indique comme cause de stérilité l'occlusion du col de l'utérus, lequel peut être oblitéré par une membrane hymen. (Tout ce qu'il dit du col se rapporte évidemment au vagin.) Il rapporte que, dans un cas semblable, Jean Wier pratiqua l'incision de cette membrane pour obvier à une rétention du flux menstruel, et qu'il donna issue à huit litres de sang corrompu. A l'exemple d'Hippocrate, il regarde la période menstruelle, surtout à la fin, comme le moment le plus favorable pour la conception, et décrit l'hystérie sous le nom de *Suffocation de la matrice*.

Dans le chapitre sur la *Précipitation de la matrice*, il comprend non-seulement le prolapsus, mais encore les versions. Il donne quelques notions thérapeutiques intéressantes à retenir, telles que l'application des sangsues sur le col de l'utérus ; mais il ne faut pas oublier que, pour lui, col est synonyme de vagin, ce qui permet de penser que les sangsues qu'il prescrivait étaient appliquées tout simplement à la vulve. Il conseille aussi l'usage de l'eau cuite et ferrée comme boisson pour arrêter les métrorrhagies, et il indique la meilleure position pour prendre les injections. Enfin, il a décrit, sous le nom de *verrues* de la matrice, les plaques muqueuses et les végétations syphilitiques ; c'est même à ce sujet qu'il a donné « le pourtraict du spéculum. »

En tout cela, les œuvres d'Ambroise Paré ne nous offrent pas un immense intérêt au point de vue des progrès apportés à l'étude des maladies des femmes ; cependant, il était bon de nous y arrêter, parce qu'elles marquent en quelque sorte une date, en nous initiant aux tendances médicales de l'époque, qui sont caractérisées par un retour aux idées anciennes et une réserve moins grande dans l'examen des organes génitaux de la femme.

Cette tendance nous est révélée bien plus manifestement encore par deux publications extrêmement importantes qui eurent lieu vers la fin du XVIe siècle. Presque simultanément, deux éditeurs, Wolfius (1586) et Israël Spachius (1597), eurent l'idée de rassembler tout ce qui avait été écrit sur les maladies des femmes et de publier ces collections qui ne renferment aucun fait nouveau, mais qui prouvent combien l'attention était alors attirée vers l'étude de la pathologie féminine.

Le recueil de Wolfius, publié sous la direction de Conrad Gesner, a pour titre : *Gynæciorum, sive de mulierum affectibus commentarii, græcorum, latinorum, barbarorum, etiam aliis et nunc recens editorum ; in tres tomas digesti et necessariis passim imaginibus illustrati.* (Basilæ, per Conradum Voldkirch, 1586.) Et celui de Spachius : *Gynœciorum, sive de mulierum tum communibus, tum gravidarum, parientium et puerperarum affectibus et morbis. Libri, grœcorum, arabum, latinorum veterum et recentium quotquot extant, partim nunc primum editi, partim vero denuo recogniti, emendati, necessariis imaginibus exornati, et optimorum scriptorum autoritatibus illustrati.* (Opera et studio Israelis Spachii, Med. D. et Profess. Argentinensis, 1597.) Ils renferment les mêmes ouvrages; seulement le dernier contient un opuscule de Martin Akakia, qui n'existe pas dans le premier.

On trouve dans l'un et dans l'autre un livre sur les maladies des femmes imprimé en 1544, et dont l'auteur, *Trotula,* serait, à ce qu'on prétend, Eros, médecin et affanchi de Julie, fille d'Auguste; mais il ne convient pas de lui assigner une aussi ancienne origine, car il y est question des dames sarrasines et salernitaines; ce qui a fait penser qu'il était l'œuvre d'une sage-femme de Salerne de la fin du xie siècle. On peut même aller plus loin encore et, à certaines indications que contient cet ouvrage, notamment à celle de préparations médicinales faites avec de l'eau-de-vie, trouver la preuve qu'il a dû être écrit vers le xive siècle. Quelle que soit sa date, ce livre ne nous apprend rien d'intéressant ni de neuf; il ne fait que reproduire les idées d'Hippocrate, aux explications hypothétiques duquel il ajoute des explications plus hypothétiques encore, sans apporter aucun fait qui permette de reconnaître dans son auteur un observateur perspicace ou éclairé. Des auteurs dont les œuvres sont réunies dans ces deux collections, Félix Plater est peut-être celui dont la lecture offre le plus d'intérêt pour nous, car il donne des notions assez exactes sur l'anatomie et la physiologie des organes génitaux, et j'ai trouvé dans divers passages de ses œuvres des observations fort intéressantes que j'aurai occasion d'utiliser par la suite, particulièrement celle qui est intitulée : *Uteri et vesicæ cervicum ulcera curata.* Il a écrit les livres suivants : 1º *Quæstiones physiologicæ de partium in utero conformatione* (Lugduni Batavorum, 1560, in-12); 2º *De notis virginitatis;* 3º *De mulierum partibus generationi dicatis* (Argentinæ, 1597, in-folio).

Nous sommes à une époque pendant laquelle l'esprit d'observation se développe, et c'est là surtout ce qui caractérise les publications de Forestus dans les descriptions duquel nous trouvons des documents beaucoup plus utiles à consulter que dans les disquisitions théoriques d'auteurs qui ont un plus grand renom.

Presque tous les médecins qui ont écrit à cette époque ont consacré un ou plusieurs chapitres de leurs traités généraux à l'histoire des maladies des femmes, et je ne puis vous les citer tous. Je me bornerai à vous dire que Franco, en 1556, donne la description de son spéculum dans son Traité des hernies ; que Jean Wier, qui s'occupe des maladies des femmes dans son ouvrage : *De curatione meatuum naturalium clausorum et quibusdam aliis.* (1557, in-12. Basilæ, 1567, in-4º), donne deux observations d'imperforation de l'hymen, et raconte incidemment l'histoire du Hongrois, châtreur de porcs, qui, voulant mettre un terme à la fécondité de sa fille, lui fit une double opération d'ovariotomie, suivie de succès ; que Christophe de Véga publie en 1573, à Salamanque, un *Traité des maladies de l'utérus*, où il ne parle point du spéculum ; que Jean Gonthier d'Andernach (1574) décrit avec détail les *ulcères* et les *inflammations de l'utérus*, ainsi que les injections et les pessaires à employer dans le traitement de ces affections ; que Jean André de la Croix (1580), dans sa *Chirurgie universelle*, au sujet d'un spéculum qu'il indique, donne quelques détails sur les maladies des femmes, etc., etc.

Comme vous le voyez, Messieurs, l'étude des maladies des femmes, trop longtemps négligée, était reprise avec ardeur par les médecins qui, loin d'éviter, comme leurs prédécesseurs, les occasions d'augmenter la somme de leurs connaissances, recherchaient ces occasions avec une avide curiosité. Il est donc tout naturel de penser que, à cette époque de galanterie qui caractérisa le siècle des Médicis et de François Ier, les femmes, répudiant cette pruderie sauvage dans laquelle elles s'étaient renfermées autrefois, allaient consentir avec la plus grande facilité à toutes les explorations et à toutes les recherches qui pouvaient avoir pour objet les soins à donner à leur santé. Il n'en fut rien, cependant, et cela par suite d'une circonstance toute particulière qui força les femmes à rentrer brusquement dans la réserve d'où les mœurs de l'époque devaient tendre à les faire sortir, et qui les y confina plus étroitement que jamais. Cette circonstance, c'est la dissémination de la syphilis qui, si elle ne fit pas son apparition en Europe après le retour des compagnons de Christophe Colomb, ainsi qu'on l'a trop généralement cru, se répandit du moins vers la fin du xve siècle, de 1492 à 1498, avec une telle intensité, qu'elle prit alors un caractère véritablement épidémique. Chacun était effrayé de cette maladie redoutable qui sévissait partout, et nul n'ignorait par quelles voies elle se communique le plus habituellement. Il n'en fallut pas davantage pour que le public, — éclairé comme il l'est encore aujourd'hui, — s'empressât de confondre avec la vérole toutes les maladies qui peuvent affecter les organes génitaux. Il en résulta tout naturellement que les femmes, peu habituées déjà aux explorations pratiquées du côté de ces organes, se refusèrent d'autant plus énergiquement à de semblables explorations que, à cette époque de galanterie facile, elles n'étaient peut-être pas assez sûres d'avoir fait tout ce qu'il fallait pour éviter un contact compromettant. D'où cette particularité bizarre en apparence, et cependant suffisamment expliquée, que l'invasion d'une maladie qui, par sa nature et par son siége, devait faciliter l'étude des maladies des femmes, contribua cependant à arrêter le mouvement en avant, qui s'était manifesté sous la seule influence de l'esprit scientifique qui animait toute cette époque de civilisation et de progrès.

Le temps d'arrêt fut long, et le xvie siècle, malgré les nombreux travaux que je

vous ai signalés, s'écoula tout entier sans apporter de progrès bien importants aux
études qui nous occupent. Les connaissances anatomiques furent les seules qui
fructifièrent véritablement à cette époque; mais, pour les raisons que je viens de
vous dire, la pratique et la clinique reculèrent plutôt qu'elles n'avancèrent.

Vous en trouverez la preuve dans les Œuvres de Lovyse Bovrgeois, dite Bovrcier,
sage-femme de la reine Marie de Médicis, femme de Henri IV. Elle donne le *récit
véritable de la naissance de messeigneurs et dames des enfants de France, avec les
particularitez qui y ont esté et pouvoient estre remarquées.* (Paris. chez Henry
Ruffin, 1652.) A cette narration, elle a ajouté celle des *observations diverses sur la
stérilité, perte de fruict, fœcondité, accouchements et maladies des femmes et enfants
nouveaux-naiz, amplement traictées et heureusement practiquées* par elle. Nous y
trouvons, à côté de la série inévitable des recettes et secrets pour traiter les diverses
maladies des femmes, un recueil de faits assez curieux qui dénotent l'étendue de la
pratique de cette sage-femme, tout en nous permettant d'apprécier la solidité de
ses connaissances, qui, je dois bien le dire, laissaient fort à désirer. Elle en convient du reste elle-même, puisque, dans un chapitre intitulé : « *De la nécessité
qu'une sage-femme voye l'anatomie de la matrice,* » elle supplie MM. les docteurs
en médecine de permettre aux sages-femmes d'assister à des démonstrations anato-
tomiques, aux frais desquelles elle offre de contribuer pour sa quote part. Ce qui ne
l'empêche pas de traiter en moins de vingt pages : *Des maladies de la matrice, et par
combien de sortes elles travaillent le sexe féminin et des remèdes ;* et encore la majeure partie des espèces morbides dont elle s'occupe, sous les noms de *suffocacion
de matrice*, d'*estouffements*, de *faiblesses*, de *syncopes*, de *palpitations de cœur*, de
battements des artères du ventre, se rapporte-t-elle à peu près exclusivement à l'hystérie. Elle en explique le mécanisme de la façon assez singulière que voici :

« La ratte voisine de la matrice et siége du sang mélancholique, enflée et sur-
chargée de telle humeur, presse la matrice, qui est une partie qui veut bien presser,
mais elle ne veut pas être pressée, et, partant, elle se dépite et fait tout ainsi qu'un
glorieux fait a la presse, car en s'eslevant elle donne des suffocations estranges et
l'estomach en etant pressé remonte pressant le poulmon, la gorge enfle et mesme
tout le visage et les yeux. »

Ce n'est pas tout à fait la doctrine d'Hippocrate sur les migrations de la matrice,
mais, comme vous le voyez, cela s'en rapproche singulièrement et vous ne serez pas
étonnés de la bizarrerie de cette description quand vous saurez que, cinquante ans
à peine auparavant, Fernel, en 1554, écrivait qu'ayant sa main appuyée sur l'abdomen pendant une attaque d'hystérie, il avait senti la matrice se déplacer sous ses
doigts et remonter de bas en haut à travers la masse intestinale (1).

(1) « Galeni motus authoritate nonnunquam putavi uterum nihil aut perexiguum è suâ sede dimoveri :
at œgrotarum mulierum modò quærimonia modo precibus adductus, hunc sœpe actu deprehendi instar

Quant à la *callosité* et au *schirre de la matrice*, la description qu'en donne Louise Bourgeois n'est pas moins fantastique que la précédente. « La callosité de matrice prouient, dit-elle, d'vne humeur froide qui tombe dessus, et peu à peu l'endurcit et empesche ses actions, comme de s'ouurir et fermer, empesche aussi que, s'il y a quelque vapeur qu'elle ne s'exhale, et ne permet que le gros sang en puisse sortir, la rendant toute imbécille. »

Ces échantillons vous permettent de juger ce que devait être la pratique de cette sage-femme qui soignait la cour et la ville. Je pourrais ajouter, pour vous montrer jusqu'où allait sa crédulité, qu'elle dit avoir vu l'enfant pétrifié, dont l'observation a été donnée par un médecin du pays Senonais, et qu'afin sans doute de dépasser dans l'histoire du merveilleux A. Paré, qui a donné le dessin d'un enfant *qui avoit un serpent vif à son dos, qui le rongeoit*, elle écrit l'histoire d'une femme nourrice, au sein de laquelle s'était attaché un serpent qui y resta fixé *dix mois durant*, pendant lesquels il ne put être détaché, absorbant à lui seul tout son lait et grossissant outre mesure sous l'influence favorable de cette alimentation à jet continu.

Vous comprenez que, entre de telles mains, la science ne pouvait pas faire d'immenses progrès; mais, heureusement, le temps était proche où la routine devait être abandonnée, et, vers la fin de ce même xviie siècle, dont le commencement laisse tant à désirer, nous voyons les hommes prendre peu à peu, dans la pratique des accouchements, la place qui jusqu'alors avait été exclusivement réservée aux femmes, et préparer ainsi la réforme qui, dans notre science, marque l'ère de la Renaissance à une date de beaucoup postérieure à celle de la Renaissance véritable des arts, des lettres, et des autres sciences.

Le premier des accoucheurs dont les travaux doivent être signalés est Jacques Guillemeau, dont les œuvres furent publiées en 1598 : car il convient de ne citer que pour mémoire Rhodion ou Eucharis Rœsslin, qui publia en 1551, à Augsbourg, *Le jardin des femmes en couches et des sages-femmes*, dans lequel il décrit tout un arsenal d'instruments d'obstétrique plus effrayants les uns que les autres. Plus tard, Guillemeau (1643), Saint-Germain (1650), Mauriceau (1668 à 1712), Paul de Sorbait (1680); puis, au xviiie siècle, Delamothe, Mesnard, Verduc, Levret, Sue, s'occupèrent utilement des maladies des femmes, en même temps que des accouchements.

Les recherches et les travaux de ces savants accoucheurs furent singulièrement favorisés par les découvertes des anatomistes et des physiologistes, dont l'attention s'était, à la même époque, concentrée d'une façon toute spéciale sur l'étude des organes de la génération.

Au premier rang des anatomistes qui contribuèrent le plus à faire connaître la

globi cujusdam in ventriculum efferri, eumque graviter opprimere. Hinc et sœpe manu depressus est, manifestoque in propriam sedem propulsus.» (Joannis Fernellii, *Universa medicina, editio emendatissima*. Excudebat Petrus Aubertus, 1627, p. 591.)

structure intime des organes génitaux de la femme, je dois citer Fallope, qui indiqua l'analogie de texture existant entre le clitoris et le gland, et qui donna une bonne description, tant des trompes qui portent son nom que des ovaires et de l'hymen. En ce qui concerne l'hymen, il rectifia une opinion erronée de Vésale, qui considérait cette membrane comme étant de nature musculeuse, et n'existant qu'à l'état d'anomalie ou d'exception ; opinion partagée par Ambroise Paré, lequel dit ne l'avoir rencontrée que deux fois seulement. Vésale avait également entrevu la nature musculeuse du tissu utérin, qui fut plus tard parfaitement établie par Malpighi (1686), et surtout par Morgagni.

Gabriel Zerbi décrit le ligament rond, et François Plazzoni le ligament de l'ovaire, qu'il montre ne pas être creusé d'un canal, ainsi qu'on le supposait avant lui.

Déjà Harvey avait émis cet aphorisme fameux : *Omne animal ex ovo*, et l'attention était dirigée vers l'étude de cet œuf des mammifères, qu'il avait admis d'intuition, mais qu'on n'était pas parvenu à isoler, et que bien des savants se refusaient à accepter, lorsque trois médecins hollandais : Jean de Horne, Regnier de Graaf et Jean Swammerdam, entreprirent presque simultanément des recherches sur l'anatomie et la physiologie des organes génitaux des deux sexes, s'efforçant de déterminer, non-seulement la structure, mais aussi et surtout les fonctions physiologiques de chacun de ces organes. Ces trois savants arrivèrent à des résultats extrêmement intéressants, dont ils se disputèrent assez acrimonieusement le mérite de la priorité. C'est à Regnier de Graaf que la postérité a fait la part la plus large, malgré les revendications soulevées par Swammerdam, tant pour son compte que pour celui de son maître de Horne. Originaire de Schoonhaven, où il naquit en 1641, de Graaf vint compléter ses études médicales en France, où, suivant les auteurs de la biographie médicale, il prit en 1665 le grade de docteur à l'Ecole d'Angers. Il mourut prématurément en 1773, deux ans seulement après avoir commencé la publication de ses recherches sur les fonctions de l'ovaire ; et nous verrons son œuvre être reprise deux siècles plus tard et perfectionnée dans ce qu'elle avait d'incomplet par un professeur de cette même Ecole d'Angers, qui doit être fière de pouvoir inscrire le nom de de Graaf à côté de celui de Négrier.

Régnier de Graaf s'occupa d'abord des organes génitaux de l'homme, et c'est seulement après avoir décrit la structure de l'épididyme, du testicule, de la prostate et des vésicules séminales dans un livre intitulé : *De virorum organis generationi inservientibus* (1668) qu'il entreprit l'ouvrage dans lequel il exposa la structure et les fonctions des organes génitaux du sexe féminin, *De mulierum organis generationi inservientibus tractatus novus, demonstrans tam homines et animalia cœtera omnia quœ vivapara dicuntur haud minus quam ovipara, ab ovo originem ducere.* (Lugduni Batavorum, 1672.) C'est lui qui eut l'honneur de supprimer la dénomination de *testicules de la femme* pour la remplacer par celle d'*ovaires*, et de donner son nom à la vésicule qui n'est pas l'ovule, comme il le croyait, mais qui le renferme quand il est arrivé à maturité. Enfin, il fit connaître les changements que les ovaires éprouvent après la conception, pendant que se forment les corps jaunes.

Ses idées ne furent pas admises sans contestation, et Mauriceau, par exemple, n'hésite pas à dire que c'est uniquement pour se singulariser que Van Horne, Kerkring, de Graaf et Swammerdam ont eu l'outrecuidance de prétendre que « les femmes ont des œufs aussi bien que les animaux volatiles, et que l'enfant en est engendré de la même façon que l'est un poulet de l'œuf dont il est formé. »

Barbatus, qui était aussi du nombre des contradicteurs, émit l'avis que ces œufs pouvaient bien n'être que de simples hydatides; mais il fut réfuté par Gaspard Bartholin (1677), et sa doctrine, qui fut reprise ensuite par Sbraglia (1710), n'eut aucun succès.

Une opposition plus sérieuse fut faite par Hartman, qui contesta la déhiscence de l'ovule; mais il fut avantageusement combattu d'abord par Nigrisoli (de Ferrare), qui dit avoir vu les œufs de de Graaf se former avant la puberté; puis par Morgagni, qui parvient à isoler les ovules proprement dits des œufs de de Graaf; enfin, par Santorini (1705), qui apporta un des plus fermes appuis à la doctrine en montrant que, au moment de la déhiscence de l'ovule, la membrane qui enveloppe l'ovaire se déchire pour laisser passer l'œuf.

Dès lors, la théorie est parfaitement établie, malgré la diversion que tentent d'opérer Guillaume des Noues, en 1681, et Naboth, en 1705, en donnant improprement le nom d'œufs aux kystes résultant de l'oblitération des follicules mucipares de la membrane interne du col utérin, dont Ruysch a, du reste, parfaitement indiqué le mode de formation. Il est juste d'ajouter que, à cette époque, la nouvelle doctrine de l'ovulation ne pouvait plus être sérieusement contestée depuis la découverte des spermatozoaires, faite en 1677 par un étudiant, Louis de Hammen, travaillant sous la direction de Leuwenhoeck, qui avait eu l'idée d'appliquer le microscope à l'étude de la composition intime des tissus, et surtout des liquides de l'économie. En suivant l'animalcule spermatique dans toutes ses migrations à travers les organes génitaux de la femme, on avait pu, enfin, se rendre compte du mécanisme de la conception et faire la part qui revient à l'ovaire dans cet acte essentiel de la vie de la femme.

Pendant que les connaissances anatomiques et physiologiques vont se perfectionnant de jour en jour ; pendant que se constitue l'anatomie pathologique, à laquelle Morgagni donne, dès le commencement du xviiie siècle, un si rapide essor, nous sommes forcé de constater que la pathologie des organes génitaux de la femme est restée longtemps encore stationnaire. Cela me paraît dépendre surtout de ce qu'on n'a pas suffisamment appris à établir la corrélation qui existe entre les lésions nécroscopiques et les symptômes observés pendant la vie de la malade. — Il en était ainsi au moins du temps de Sydenham, puisque le savant médecin anglais, trouvant les ovaires altérés sur des cadavres de femmes qui avaient eu des attaques d'hystérie, en conclut, non pas que la crise hystérique peut être le symptôme d'une maladie de l'ovaire, mais bien que l'ovaire s'est altéré sous l'influence des crises hystériques. Je cite textuellement ce passage, que j'emprunte à la traduction de Baumès (1) :

§ 759. « Il faut avouer cependant que le désordre des esprits, qui est la seule cause de la maladie, occasionne un amas d'humeurs corrompues, d'autant que les fonctions des parties, tant de celles qui sont distendues par la violente impulsion des esprits, que de celles qui en sont privées, ne sauraient manquer d'être extrêmement lésées ; et, comme la plupart de ces parties sont des espèces d'*organes sécrétoires* destinés à recevoir les excréments du sang, si leurs fonctions viennent une fois à être endommagées, de quelque manière que ce soit, il s'y accumulera nécessairement une grande quantité d'humeurs impures, lesquelles auraient été évacuées, et par conséquent toute la masse du sang aurait été plus pure, si tous les organes s'étaient acquittés de leurs fonctions. Or, ils s'en seraient acquittés, si une distribution égale des esprits les eût entretenus dans la force qui leur est nécessaire.

« C'est à cette cause, je veux dire à des humeurs corrompues, accumulées dans le sang et déposées ensuite sur les différents organes, que j'attribue les cachexies considérables, la perte d'appétit, les pâles couleurs des jeunes filles (maladie que je regarde comme une sorte de vapeur), et tous les autres maux dont sont affligées les femmes qui ont longtemps souffert d'affections hystériques.

« L'hydropisie des ovaires provient de la même cause, dans les femmes qui sont depuis longtemps vaporeuses ; car les sucs dépravés, qui, de la masse du sang, se déposent sur les ovaires, dérangeant leurs fonctions et détruisant leur économie, rendent d'abord les femmes stériles, et ensuite donnent lieu à la formation d'une sérosité sanieuse qui, s'épanchant entre les tuniques des ovaires, les tuméfie extrêmement, comme on voit en ouvrant les cadavres des femmes qui sont mortes de cette maladie. »

Toute fantastique que cette explication nous paraisse aujourd'hui, elle ne l'est cependant pas davantage que celle qui, en présence de l'emphysème pulmonaire et des lésions cardiaques qui se rencontrent chez les asthmatiques, consiste à regarder l'accès d'asthme comme la cause plutôt que comme la conséquence de ces altérations matérielles.

Parmi les faits importants de la pratique médicale relative aux maladies utérines qui se sont produits à l'époque dont nous nous occupons, je ne dois pas omettre

---

(1) *Dissertatio epistolaris ad Guillelmum Cole*, **M. D.** *De observationibus nuperis circa curationem variolarum confluentum nec non de affectione hystericâ.*

de vous signaler les applications de sangsues sur le col de l'utérus, qui, d'abord
indiquées en 1575 par Zacutus Lusitanus, dans son Traité intitulé : *Praxis histo-
riarum*, furent ensuite reprises, en 1665, par Jérôme Nigrisoli (de Ferrare). — A la
même époque, Scultet, en 1660, décrivait les instruments qu'il employait pour la
cautérisation de l'utérus, et dans ces instruments comprenait un spéculum à deux
valves, sur la description duquel je reviendrai plus tard, ainsi que sur celle du
spéculum de Franco.

En même temps que les anatomistes et les physiologistes dirigeaient leurs investigations vers l'ovaire et s'efforçaient de résoudre le problème si compliqué de la
génération dans son acte le plus mystérieux : celui de la fécondation, les pathologistes marchaient, sans s'en douter, dans la même voie, en s'occupant d'une façon
toute spéciale de la menstruation et de ses troubles morbides. Ils auraient dû se
rencontrer, et, s'ils ne l'ont pas fait, c'est que ni les uns ni les autres ne connais-
saient le lien intime qui réunit ces deux fonctions : menstruation et fécondation,
lien qu'il a été donné à notre époque de découvrir, et qui nous permet de comprendre,
en les rapportant à l'ovaire, bien des phénomènes morbides que nos prédécesseurs
ne pouvaient s'expliquer, parce qu'ils en cherchaient la cause partout ailleurs que
dans cet organe. Cela suffit pour que leurs travaux nous paraissent aujourd'hui à
peu près complétement dénués d'intérêt. Cependant, ces travaux furent nombreux
et importants pour l'époque à laquelle ils furent écrits, et je ne puis m'empêcher de
signaler à votre attention ceux de François Bayle (1669), de Natharel Sprye (1685), de
Gautier Charleton (1685), de Freind (1703), de Santorini (1705), de Frenard (de
Liége) (1712), de Letellier (de Paris) (1730), de Stalh, qui publia en 1724 un livre
en allemand sur les maladies des femmes, et fit soutenir plusieurs thèses sur cette
question de la menstruation, qui était alors tout à fait à l'ordre du jour.

Trois ouvrages importants furent publiés sur les maladies des femmes à la fin du
XVIIIe siècle : celui d'Astruc (1761 à 1765), celui de Chambon (1784), etenfin celui
de Vigarous, que je comprends dans cette période, quoiqu'il porte le millésime
de 1801.

Celui d'Astruc est certainement le plus complet et celui qui résume le mieux
l'état de la science au moment où il a été écrit. On a fait à cet auteur, et il le mérite, le reproche de trop se complaire dans des explications théoriques dont le
moindre inconvénient est de fatiguer le lecteur et de détourner son attention des
choses véritablement utiles qui se rencontrent dans le livre. Quoi qu'il en soit de
ces imperfections, dont nous devons tenir compte, je trouve dans l'ouvrage d'Astruc
et dans celui de Vigarous bien des renseignements précieux qui me montrent dans
quelle voie fructueuse était alors entrée l'étude des maladies des femmes, et quels
progrès rapides on pouvait s'attendre à voir réaliser si des circonstances que je vous
dirai bientôt n'avaient pas brusquement détourné de cette voie féconde.

Mais, avant d'insister sur ce point, je dois vous mettre en garde contre l'impression fâcheuse qui pourrait résulter pour vous d'une trop grande conformité entre les appréciations que je vais vous donner des ouvrages français écrits depuis Astruc jusqu'à Valleix inclusivement, et celles qui se retrouvent dans l'historique d'un Traité des maladies des femmes publié en 1859. Elle s'explique tout naturellement par ce fait que toute cette partie du livre d'un de mes anciens chefs de service a été écrite en entier de ma main, et, si je la revendique aujourd'hui, c'est uniquement parce que nombre de passages de cette étude historique ayant été reproduits, presque textuellement, par des auteurs plus modernes qui n'ont pas indiqué à quelle source ils avaient puisé, je ne voudrais pas être accusé par eux de plagiat, quand, en définitive, je me borne à reprendre ce qui m'appartient.

Astruc divise toutes les maladies des femmes en deux groupes principaux : 1º celles qui sont causées par les règles ; 2º celles qui dépendent de l'état de la matrice. Il conseille le cathétérisme pour vider l'utérus dans le cas d'hydropisie de cet organe, et il pratique le toucher avec une supériorité vraiment remarquable. — Laissez-moi vous citer un passage de son diagnostic du squirrhe, où vous verrez qu'il savait parfaitement combiner le toucher vaginal avec le palper hypogastrique, d'après la méthode récemment remise en honneur par Velpeau : « Il est quelquefois « nécessaire, pour un plus grand éclaircissement, de porter le doigt jusqu'à la « matrice par le vagin pour en reconnaître l'état ; il est même nécessaire, quand le « squirrhe est petit, de repousser la matrice en haut, contre la main qu'on tient « appliquée sur l'hypogastre. »

Sa théorie de la menstruation est aussi défectueuse que possible ; mais il n'en est pas de même de celle de la génération, à propos de laquelle il a pu mettre à profit les travaux de Leuvenhoeck sur les spermatozoaires, ceux de Ruysch et de de Graaf sur l'ovaire, ce qui lui permet d'insister avec autorité sur le rôle de l'ovule dans la conception, et sur la nécessité de l'intégrité de l'ovaire pour que la fécondation puisse s'opérer.

Des indications relatives au toucher et au cathétérisme utérin sont également données par Chambon, qui traite successivement dans son livre : 1º des maladies de la grossesse ; 2º des maladies aiguës des femmes en couches ; 3º des maladies chroniques des femmes à la suite des couches ; 4º des maladies des femmes à la cessation des règles.

Vigarous fait une véritable révolution dans cette partie de la science, en démontrant que la totalité, ou du moins le plus grand nombre des maladies spéciales au sexe féminin, sont sous la dépendance de l'appareil génital, et principalement de l'utérus, et que beaucoup de ces maladies peuvent, contrairement à l'opinion généralement admise avant lui, se rencontrer aussi bien chez les filles vierges que chez celles qui ne le sont plus, ou chez les femmes ayant eu des enfants. C'est pourquoi il divise toutes les maladies des femmes en quatre ordres principaux, dans lesquels il établit plusieurs subdivisions secondaires.

Dans son premier ordre, il étudie les maladies qui dépendent d'une lésion de la matrice, considérée comme organe excréteur ou comme émonctoire naturel. Cette étude se subdivise en deux sections, consacrées : la première, aux troubles de la menstruation et aux écoulements morbides ; la deuxième, aux maladies susceptibles de *modifier la substance* même de la matrice, telle que l'*inflammation*, l'*érésypèle*, le *skirre*, le *cancer*, les *ulcères*, les *polypes*, etc.

Dans le deuxième ordre, il s'occupe des lésions de la matrice, considérée comme organe vital, et les troubles nerveux ou *hystériques* occupent la plus large place dans sa description.

Le troisième ordre est consacré aux lésions de la matrice, envisagée, abstraction faite de ses usages ou de ses fonctions, comme viscère du bas-ventre.—Il s'agit ici des *déplacements*, mais non de ceux que l'on a étudiés de notre temps, sous le nom de *déviations de l'utérus*, car il est question seulement des *chutes, prolapsus, relâchement* des ligaments et de la *hernie* de l'utérus.

Enfin, dans le quatrième ordre, l'utérus est considéré comme organe de la génération, et cet ordre se subdivise en quatre sections, comprenant : 1º la conception ; 2º la grossesse ; 3º l'accouchement ; 4º la période de la lactation.

On le voit, cette classification laisse bien peu à désirer, et même, actuellement, on pourrait s'en contenter et ranger tout ce qui se rapporte à l'étude des maladies des femmes sous les têtes de chapitres que je viens d'indiquer, à la condition pourtant de donner à l'ovaire la prééminence que Vigarous donne à l'utérus.—Ce n'est pas, du reste, qu'il ait négligé cet organe ; car il parle de ses kystes, et conseille résolument l'opération de l'ovariotomie.

IV. Période contemporaine.

Les médecins du XVIIIe siècle avaient, ainsi que nous venons de le constater, Messieurs, réalisé d'immenses progrès dans l'étude des maladies des femmes.

Ces progrès, ils les devaient, tant à des notions assez exactes sur l'anatomie et la physiologie des organes génitaux, qu'à l'emploi des méthodes d'exploration dont ils faisaient usage pour se rendre compte des altérations matérielles survenues dans ceux de ces organes qui sont le plus profondément situés. Au premier rang de ces moyens d'exploration, ils mettaient, et avec juste raison, le toucher, dont ils avaient eu l'heureuse inspiration d'augmenter l'étendue et la finesse en le combinant avec le palper hypogastrique.

Ils avaient bien aussi des moyens d'explorer directement, par la vue, la cavité du vagin et la surface inférieure du museau de tanche ; mais ces moyens, ils les reléguaient sur le second plan, soit qu'ils les considérassent comme devant conduire à des résultats moins certains que le toucher, soit que les instruments dont ils pouvaient faire usage fussent assez imparfaits pour ne leur donner que des notions fort infidèles. Aussi voyons-nous Astruc nous dire que, à la rigueur, « on pourrait se « servir du *spéculum utérin* ou de quelque autre dilatatoire *plus simple* pour pou- « voir, à la faveur de la dilatation du vagin, juger à l'œil de ce que le doigt n'aurait « pu distinguer; » et Vigarous, allant plus loin, affirmer que l'imperforation de l'orifice de la matrice étant une altération qui « n'avait pas pu être constatée d'une manière sûre, l'art de guérir ne s'était pas encore avisé d'y porter remède. »

Il fallait donc, pour que la vue pût pénétrer librement, à travers le vagin, jusque sur l'orifice inférieur du col de l'utérus, que l'on inventât un dilatatoire plus simple et d'une application plus facile que tous ceux dont on avait fait usage jusqu'à ce jour, et dont l'emploi dans la pratique présentait des difficultés telles que bien peu de médecins osaient se permettre d'y avoir recours, comme le prouve cet autre passage de Vigarous : « On peut s'assurer du déplacement de l'orifice de la matrice au moyen d'un instrument qu'on appelle *speculum uteri ;* mais il est rare que les femmes veuillent se soumettre à ces sortes d'examen. »

C'est ce que fit Récamier, et sa découverte, qui date du commencement du XIXe siècle, marque certainement au nombre des perfectionnements les plus importants qui aient pu profiter tant à l'étude qu'au traitement des maladies des femmes.

Vous savez comment se fit cette invention. Désireux de porter directement des pansements méthodiques ou de faire des cautérisations régulières sur des ulcérations situées au fond du vagin, et qu'il avait diagnostiquées, soit par le toucher, soit par la présence des écoulements spéciaux qui en provenaient, Récamier eut l'idée d'introduire dans le vagin un cylindre de métal qui lui présentât ce double avantage, et de protéger les parois du vagin contre le contact des caustiques employés, et de rendre accessibles à la vue les parties malades qu'il s'agissait de cautériser. Cet instrument, employé par Récamier dans sa clientèle privée depuis l'année 1801, ne fut connu du public qu'à partir de 1818, époque à laquelle il le montra à sa clinique de l'Hôtel-Dieu. Dès lors, il ne tarda pas à devenir d'un emploi journalier entre toutes les mains, grâce surtout à l'article que lui consacrèrent Mérat et Patissier, dans le *Dictionnaire des sciences médicales*, et aux nombreux perfectionnements que lui firent subir des praticiens distingués dont le nom ne devra pas être séparé de celui de Récamier lorsque je vous parlerai plus spécialement du spéculum et de son emploi.

Je ne veux pas décrier devant vous, Messieurs, ce puissant moyen de diagnostic et de traitement que Récamier a mis aux mains des médecins et dont vous me voyez faire un usage quotidien, et cependant la vérité m'oblige à vous dire que la vulgarisation du spéculum a été peut-être plus nuisible qu'utile aux progrès de la pathologie des organes génitaux internes de la femme.

Cette assertion, qui peut paraître paradoxale, trouve son explication toute naturelle dans ce fait que les médecins, heureux de voir enfin la matrice qui, jusqu'alors, avait à peu près complétement échappé à leurs regards, se sont imaginé qu'il leur suffirait désormais d'examiner avec soin cette partie de l'organe devenue accessible à la vue, pour se rendre un compte exact de toutes les maladies qui pourraient atteindre l'utérus tout entier.

Concentrant ainsi toute leur attention sur cette infime partie du système génital interne à laquelle on a donné le nom de museau de tanche, ils parurent oublier que, au-dessus de ce segment inférieur du col de l'utérus, se trouvent : d'abord le corps de la matrice présentant une cavité revêtue d'une muqueuse dont la structure diffère de celle qui tapisse le col ; puis, au delà de l'utérus, les ovaires et les trompes, organes dont les maladies, non moins importantes à connaître que celles de la matrice, n'exercent le plus souvent aucune modification sur le museau de tanche, et doivent, par conséquent, rester ignorées de celui qui renonce à tous les autres moyens d'exploration pour s'en tenir exclusivement à l'examen au spéculum. C'est ce qui eut lieu pendant un certain nombre d'années, et l'impulsion donnée par les médecins de la fin du xviiie siècle à l'étude des maladies des ovaires et de tout le système péri-utérin fut-elle complétement ralentie, jusqu'au moment où la pratique du toucher, un instant négligée, fut remise en honneur par Lisfranc et par Velpeau, puis renforcée par les autres méthodes d'exploration qui, depuis quelques années, sont venues si fructueusement agrandir le cercle de nos investigations diagnostiques.

Ce n'est pas à dire pourtant que cette époque fut complétement stérile, tant s'en faut, car elle vit naître de nombreux et importants travaux qui n'auraient jamais pu être entrepris sans le secours du spéculum. Ainsi, dès 1821, Guilbert profita de cet instrument pour appliquer directement des sangsues sur le col de l'utérus, dans les cas d'inflammation de cet organe. Plus tard, Melier étudia, en 1832, les écoulements qui proviennent de la cavité du col et les ulcérations qui siégent à son pourtour. Enfin Lisfranc, Ricord, Gosselin, Mme Boivin et Dugès, Jobert, Chomel, Robert, publièrent sur les altérations du col de l'utérus d'intéressants mémoires auxquels j'aurai souvent occasion de faire de larges emprunts dans le cours de ces leçons.

Il y eut un moment où l'inflammation et le cancer étaient pour ainsi dire les deux seules maladies de la matrice qui attirassent l'attention, et encore la seconde était-elle considérée comme dépendant de la première ; aussi, toute la thérapeutique était-elle dirigée en conséquence. On faisait des saignées générales ou locales pour arrêter le travail inflammatoire, puis on cherchait à détruire les produits morbides en les attaquant par le fer ou par le feu. Lisfranc amputait le col de l'utérus ; Récamier enlevait la matrice tout entière, et Jobert, plus sage, se contentait de la brûler avec le fer rouge, mais il lui arrivait bien aussi de dépasser quelquefois les limites de la prudence et de la raison.

La confusion entre le cancer et l'inflammation était à peine dissipée, que l'idée vint de désigner sous le nom d'*engorgement* de la matrice certain état mal défini, dans lequel cet organe, ayant augmenté de volume et de poids, ne paraissait cependant pas devoir être considéré comme étant actuellement sous le coup d'une inflammation véritable. Ce qu'il y eut de discussions interminables autour de ce seul mot *engorgement* serait presque impossible à vous raconter, et, du reste, vous n'en retireriez pas grand profit. Il me suffira de vous dire que, à l'époque où ces discussions furent agitées, la pratique du toucher vaginal et rectal, aidée de la palpation hypogastrique et de la percussion médiate, complétait d'une façon fort avantageuse pour le clinicien les renseignements que, quelques années auparavant, on demandait exclusivement au seul examen par le spéculum. C'est ainsi que l'on acquit des notions exactes sur le poids, le volume, les dimensions respectives des diverses parties de l'utérus, et aussi sur les tumeurs environnantes dont les unes étaient parfaitement séparées de l'organe, tandis que les autres se trouvaient assez intimement unies à ses parois pour ne pas pouvoir être considérées comme s'étant formées en dehors d'elles.

C'est alors qu'à l'idée d'engorgement vint se joindre celle de déplacement, et que la discussion recommença pour savoir lequel des deux pourrait bien être cause ou effet, du déplacement ou de l'engorgement. Pour Duparcque, pour Mme Boivin et Dugès, pour Lisfranc, c'est l'engorgement ; Lisfranc, dont les leçons faites dans cet hôpital eurent un si grand retentissement, n'a jamais cessé de revendiquer la priorité de l'idée qui consisterait à regarder ces déplacements comme étant sous la dépendance d'un engorgement. D'après son expérience, l'antéversion serait plus commune que la rétroversion, et cela s'expliquerait tout naturellement, selon lui, par la plus grande fréquence de l'engorgement limité à la paroi antérieure, comparativement à celui de la paroi postérieure ; mais comment explique-t-il que l'engorgement puisse produire une antéflexion ou une rétroflexion ? Il a cru convenable de garder le silence à cet égard, bien qu'il ait parlé de ces deux formes de déviations utérines.

Pour Ameline, pour Hervez de Chégoin, pour Lacroix, pour Baud, et surtout pour Velpeau, c'est le déplacement qui est la lésion primitive et principale, lorsque surtout ce déplacement, au lieu de se faire de haut en bas, ce qui constitue l'abaissement, s'est fait, soit en avant, soit en arrière, en masse ou partiellement, de façon à constituer une des formes de déviations désignées sous le nom de versions ou de flexions de l'utérus.

Dès 1827, Bazin, dans sa thèse : *Sur la rétroversion de l'utérus,* avait signalé l'importance de ces déplacements. Ameline avait créé les mots de *rétroflexion* et d'*antéflexion* dans le travail intitulé : « *Essai sur l'antéversion de l'utérus,* » qu'il publia dans le courant de la même année.

Mais ce qui a surtout attiré l'attention des praticiens sur ces altérations, encore peu ou mal connues, c'est le mémoire de M. Hervez de Chégoin (1). Cet auteur propose, en effet, de s'attaquer directement à la déviation, de la réduire et de la maintenir réduite à l'aide d'un pessaire particulier, dont la saillie repoussera l'organe dans sa direction normale. A l'aide de ce moyen, on pourra, suivant lui, parvenir à faire disparaître tous les accidents, qu'il attribue uniquement à la déviation en la regardant comme la lésion primitive, celle qui tient tous les autres phénomènes morbides sous sa dépendance immédiate.

Lacroix, ayant dans un concours à faire une thèse *Sur l'antéversion et la rétroversion de l'utérus* (2), se croit en quelque sorte autorisé, par les termes mêmes de la question, à ne donner que très-peu de développement à ce qui concerne l'antéflexion et la rétroflexion ; mais il a le tort de pousser plus loin qu'il ne conviendrait cette conclusion, en regardant ces derniers états pathologiques comme beaucoup moins importants et surtout moins fréquents que les premiers. Son travail (comme il arrive, du reste, malheureusement trop souvent dans les thèses de concours, faites à la hâte et en quelques jours), n'est pas mûri par l'expérience pratique. On sent très-bien en le lisant que l'auteur ne trace pas ses descriptions d'après nature. Presque toutes ses observations, et elles sont nombreuses, sont empruntées à divers ouvrages. D'après les relevés qu'elles lui fournissent, il juge la rétroversion plus fréquente que l'antéversion ; et, pour justifier ce résultat, il invoque, comme causes anatomiques susceptibles de faciliter le déplacement en arrière, des circonstances qui peuvent tout aussi bien agir pour favoriser le mouvement en avant. Il oublie que l'utérus étant, le plus habituellement, incliné en avant, il lui doit être beaucoup plus facile de tomber tout à fait dans ce sens que dans le sens opposé, et que, par conséquent, l'antéversion doit être beaucoup plus fréquente que la rétroversion, comme cela a, du reste, été noté par tous les auteurs qui ont écrit depuis lui. Ce qui le confirme dans son erreur, c'est qu'il n'a pas songé a cette particularité, pourtant assez importante, savoir que, pour un observateur dont l'attention ne sera pas suffisamment éveillée, un léger degré d'antéversion pourra très-facilement passer inaperçu, à cause de l'obliquité antérieure de la matrice qui existe à l'état normal. Enfin, il complique sa statistique de faits complétement étrangers à cette déviation, et qui, aujourd'hui mieux connus, s'expliquent par la présence de tumeurs inflammatoires ou sanguines situées au voisinage de l'utérus. On sait, en effet, que ces tumeurs péri-utérines sont beaucoup plus habituellement situées à la partie postérieure de la matrice, ce qui leur avait même valu, dans le principe, la dénomination de tumeurs rétro-utérines.

(1) *Quelques déplacements de la matrice, et des pessaires les plus convenables pour y remédier.* *Mémoires de l'Académie de médecine*, t. II, p. 319. Paris, 1833.

(2) *De l'antéversion et de la rétroversion de l'utérus.* Thèse de concours de l'agrégation en chirurgie. Paris, 1844.

Baud, qui était l'élève de Lisfranc, s'est éloigné des doctrines de son maître relativement à la fréquence et à l'importance de l'engorgement. Il a pensé que l'utérus, en dehors de la gestation, est un organe trop peu important dans l'économie pour pouvoir réagir aussi puissamment qu'on l'a cru sur les autres systèmes. Il jouit d'une vitalité beaucoup trop obscure pour que ses lésions puissent retentir sur tout l'organisme. Loin donc de dominer la scène et de soumettre tous les autres organes à son influence, il doit être bien plutôt apte à se laisser modifier par des lésions de viscères plus ou moins éloignés, et surtout par un état particulier de débilité de l'organisme qui existe si communément chez beaucoup de femmes. Cet état, qui serait, suivant Baud, la lésion primitive, ne tarderait pas à donner naissance à une déviation, laquelle deviendrait, à son tour, la cause occasionnelle de l'engorgement. Ainsi, cet engorgement, déchu du rang de lésion principale, ne serait plus qu'un simple accident, un épiphénomène de troisième ou de quatrième ordre, duquel il y aurait à peine lieu de s'occuper.

De tous les pathologistes, celui qui fit la part la plus infime à cet engorgement, c'est certainement Velpeau, dont l'opinion se trouve résumée dans cette phrase caractéristique que j'extrais de ses *Leçons cliniques* : « J'affirme, dit-il, que la plupart des femmes traitées pour d'autres affections de matrice n'ont que des inflexions utérines, et je dis que, dix-huit fois sur vingt, les malades souffrant de la matrice ou de quelque partie de cette région, celles, par exemple, auxquelles on trouve des engorgements, sont affectées de déviation de l'utérus.

« Pour beaucoup de praticiens, quand il s'agit de maladies de matrice, les engorgements arrivent aussitôt, comme l'affection observée le plus communément. Je suis bien éloigné de partager une pareille opinion : *je considère les engorgements comme rares, comme très-rares ;* il n'en existe que dans une proportion tellement minime, tellement éloignée du nombre des engorgements que l'on croit traiter, que je craindrais de voir se récrier les praticiens les plus sages si je disais mon chiffre. »

Ces discussions ne furent pas purement spéculatives, et elles se compliquèrent dès le principe d'une question fort intéressante de pratique, celle du traitement qui devait différer suivant le point de vue doctrinal auquel on se plaçait. — C'est ainsi qu'aux moyens thérapeutiques dirigés par Lisfranc et ses élèves contre l'engorgement, l'Ecole de Velpeau songea à substituer les moyens mécaniques de redressement dirigés contre les déviations. Les pessaires de M. Hervez de Chégoin ne suffisant pas, Velpeau, timidement d'abord, puis après lui Amussat et Huguier, en France ; enfin, Simpson, dont la pratique fut introduite en France et perfectionnée par Valleix, s'occupèrent sérieusement à redresser les utérus placés en état de déviation, qu'ils fussent fléchis sur eux-mêmes ou simplement renversés.—Ce traitement, purement mécanique, compta de nombreux succès que quelques revers, trop amèrement reprochés à Valleix, n'auraient pas dû faire oublier.

Je ne veux pas en ce moment agiter cette grave question du traitement des déviations utérines, sur laquelle je ne manquerai certainement pas de revenir, en temps opportun, avec tous les détails qu'elle comporte ; mais je ne pouvais me dispenser de vous la signaler dans cette étude historique : d'abord, à cause des discussions importantes auxquelles elle a donné lieu à plusieurs reprises devant l'Académie de médecine ; puis parce que c'est à elle que se rattache, sinon la découverte, au moins la vulgarisation d'un moyen de diagnostic extrêmement précieux et que, par son utilité pratique, je mets bien au-dessus du spéculum : je veux parler du cathétérisme utérin. C'est, en effet, le seul moyen qui nous permette de distinguer sûrement une déviation utérine, et principalement une flexion, d'avec les diverses tumeurs qui peuvent affecter l'utérus ou se développer dans son voisinage.

Il se peut que ce moyen d'exploration ait été employé par Hippocrate ; mais, bien certainement, il a été complétement abandonné depuis, et on ne le retrouve plus qu'à l'état de tentative, aussi timide que réservée, entre les mains de quelques praticiens examinant des cas de prolapsus de l'utérus, et se hasardant, non sans de grandes craintes, à introduire un stylet dans l'orifice offert par la tumeur qu'ils voient pendre entre les cuisses de leurs malades.

C'est véritablement Samuel Lair qui, le premier, a eu, de nos jours, l'idée d'explorer, dans un but de diagnostic, la cavité de l'utérus, en poussant ses investigations au delà de la portion du col mise à découvert par le spéculum. — Pour cela, il a conseillé, dès 1828, d'introduire dans la cavité utérine un stylet ou une sonde d'argent dont le frottement sur les parois permettrait d'apprécier, soit leur état d'intégrité, soit la présence d'ulcérations ou de granulations. Mais cette méthode ne se généralisa pas ; et si Récamier, d'une part, a pénétré dans la cavité utérine avec sa curette ; si Lisfranc, d'autre part, a conseillé d'y introduire une spatule pour redresser la matrice quand elle est déviée, on doit bien reconnaître que, dans ce fait, il n'y a eu, ni pour l'un ni pour l'autre de ces deux praticiens, le germe d'une méthode diagnostique susceptible de se généraliser.

C'est presque simultanément que Huguier, à Paris, Simpson à Edimbourg, et Kiwisch à Prague, eurent l'idée d'explorer l'intérieur de la cavité utérine à l'aide d'une sonde spéciale à laquelle Huguier, qui en fut réellement le premier inventeur, donna le nom d'*hystéromètre*. — Kiwisch, qui réclame la priorité, dit y avoir eu recours, pour la première fois, en 1845, et il est ainsi distancé de deux ans par Simpson et Huguier, qui l'ont employée tous les deux, et certainement à l'insu l'un de l'autre, en 1843. C'est le 23 septembre que Huguier fit construire son instrument, et voici dans quelles circonstances : — La veille de ce jour, c'est-à-dire le 22 septembre 1843, alors qu'il était chirurgien de l'hôpital de Lourcine, Huguier examinait une femme qui était atteinte d'une tumeur fibreuse saillante dans l'utérus, de façon à donner à l'abdomen un dévelopement analogue à celui d'une grossesse de six mois, et qui, proéminant sur une des lèvres du col, rendait béante l'ouverture du museau de tanche. Il lui vint à l'idée de rechercher si cette tumeur faisait une saillie considérable dans la cavité utérine, et si elle la déformait au point de rétrécir cette cavité et de la rendre anfractueuse ou irrégulière. Il prit donc une pince à polypes, à mors très-minces et légèrement recourbés, et il l'introduisit dans la cavité du col. Cette pince pénétra très-facilement, sans occasionner la moindre douleur, d'abord à quelques centimètres ; puis l'opérateur, après un instant d'hésitation, voyant qu'aucun accident ne se manifestait, et qu'il ne rencontrait pas le moindre obstacle, continua sa manœuvre jusqu'à ce qu'il éprouvât de la résistance. La pince avait pénétré jusqu'à plus de 12 centimètres de profondeur. Huguier comprit de suite l'importance que pourrait acquérir un semblable procédé d'exploration, si l'on parvenait à le perfectionner et à régler son emploi d'une façon méthodique. Aussi, dès le lendemain, fit-il exécuter la sonde à laquelle il donna le nom d'*hystéromètre*, et, depuis, s'en servit-il d'une façon régulière, autant dans son service d'hôpital que dans sa clientèle, ne négligeant aucune occasion de le faire connaître et d'en répandre l'usage parmi ses confrères.

C'est à l'emploi de cet instrument que nous devons les connaissances que nous avons acquises sur les déviations utérines, ces affections auxquelles Simpson, et après lui mon excellent maître Valleix, attachaient une importance peut-être exagérée dans une certaine mesure, mais dont l'étude est beaucoup trop négligée aujourd'hui.

Comme complément de l'examen de l'utérus avec la sonde, vient la dilatation du col de l'utérus au moyen, soit de la racine de gentiane, soit de la tige de *Laminaria digitata*, soit même de l'éponge préparée ; ces moyens hardis d'exploration, que nous devons à l'esprit entreprenant des chirurgiens anglais et américains, ne doivent pas être proscrits sans examen ; ils peuvent, à un moment donné, être d'un utile secours, ainsi que l'endoscope de Désormeaux.

Je dois dire qu'à l'époque actuelle, et depuis une trentaine d'années, les travaux des médecins allemands, anglais et américains rivalisent avec ceux des médecins français pour l'étude des maladies des femmes. Aussi, à côté des livres remarqués et que j'aurai occasion de citer, d'Aran, de Bernutz et Goupil, de Courty, dois-je vous dire que je place sur un rang égal ceux de Simpson, de Kiwisch, de Meyer, de West, de Braun, de Scanzoni, de Bennet, de Feit, de Marion Sims, toutes œuvres que je juge inutile d'analyser en ce moment, car je me propose de les citer souvent, en vous indiquant sur quels points je me trouve en communauté d'idées ou en désaccord avec leurs auteurs.

En même temps qu'il permet d'apprécier l'état de la cavité de l'utérus et la direction des diverses parties de la matrice, le cathétérisme utérin met aussi à même, — et c'est là un des services les plus importants qu'il puisse rendre, — de reconnaître parmi les tumeurs, que le toucher fait constater autour de l'utérus, quelles sont celles qui sont indépendantes de la matrice, quelles sont celles qui se trouvent en connexion intime avec elle. Les premières ne sont ni les moins nombreuses ni les moins importantes au point de vue clinique, et, dès qu'elles furent séparées des maladies de la matrice, force fut bien de s'évertuer à préciser le siége réel qu'elles occupent, à déterminer à quel organe elles correspondent, de quelle maladie elles sont le symptôme. Il me suffit de les englober en ce moment sous cette désignation fort vague de tumeurs péri-utérines, pour vous montrer quelle grande variété d'états pathologiques, jusqu'alors inconnus ou faussement attribués aux maladies de l'utérus, ont pu être étudiés et connus, qui seraient restés ignorés sans les précieux renseignements apportés à la clinique par le toucher, d'une part, par le cathétérisme utérin de l'autre.

Au premier rang figurent les phlegmons péri-utérins, étudiés autrefois par Puzos et par Dance chez les nouvelles accouchées, puis par Bennet chez les femmes en dehors de l'état puerpéral, enfin par MM. Satis, Boyer, Martin, par Valleix, qui me suggéra l'idée d'en faire le sujet de ma thèse inaugurale ; par Gosselin ; plus tard, par Bernutz et Goupil, qui ne voulurent voir que de la péritonite là où nous avions cru pouvoir trouver du phlegmon péri-utérin, et enfin par Aran, qui concilia toutes les opinions en proposant cette dénomination de *phlegmasie péri-utérine* à laquelle je me suis rattaché, parce qu'elle a le mérite de laisser entière une question qu'il serait peut-être imprudent de trancher aujourd'hui.

De ces tumeurs inflammatoires se rapprochent les tumeurs sanguïnes du petit bassin ou *hématocèles péri-utérines*, et toutes les maladies qui ont leur siége, soit dans l'ovaire, soit dans la trompe. Leur étude, qui n'aurait pu être fructueusement entreprise avant que les procédés de diagnostic aient atteint le degré de perfectionnement et de précision auxquels ils sont arrivés, a profité aussi et surtout des progrès accomplis depuis quelques années dans la physiologie des organes génitaux internes de la femme, grâce à des travaux dont il me reste à vous entretenir.

L'œuvre de Régnier de Graaf, un instant oubliée, venait d'être reprise presque simultanément en Angleterre et en France. Il paraîtrait que Power, en 1821, aurait, dans un travail intitulé : *Essai sur l'économie de la femme*, parlé de l'évolution périodique de l'ovule, doctrine dont le docteur Girwood constatait la réalité en 1826. Les travaux de ces deux médecins restèrent inconnus en Angleterre même, et par conséquent en France, lorsque Négrier, directeur de cette Ecole d'Angers qui, jadis, avait conféré le titre de docteur à de Graaf, songea à rattacher le phénomène externe de la menstruation à l'acte physiologique de l'ovulation spontanée qui se fait périodiquement chez la femme.

Négrier avait été frappé d'une opinion émise sur ce sujet, dans ses leçons orales, par son compatriote Béclard : « La menstruation, disait ce professeur, peut naître

« d'une excitation sympathique générale des organes génitaux, dont les ovaires
« seraient le centre. » Cette remarquable prévision de l'illustre anatomiste fut le
stimulant qui poussa Négrier et le soutint dans ses recherches.

Dès l'année 1827, il professait à son tour, à l'Ecole d'Angers, « qu'une vésicule
« ovarienne se brisait chaque mois chez la femme nubile, et que la cause de cette
« rupture provenait d'une dernière évolution de la vésicule de de Graaf, distendue
« par l'accumulation d'un liquide, et que les conséquences de la fonction ovulaire
« étaient : 1º la congestion sanguine des organes génitaux ; 2º l'exsudation utérine,
« appelée règles ; 3º localement sur l'ovaire une cicatrice résultant de la déchirure
« de son enveloppe ; 4º que la menstruation n'avait jamais lieu sans la rupture d'une
« vésicule ovarienne. »

Le 7 novembre 1831, ces faits étaient officiellement communiqués à la Société de
médecine d'Angers, et c'est en 1839 seulement que, pressé par ses amis, Négrier en-
voya à l'Académie des sciences son premier mémoire, intitulé : *Recherches anatomiques
et physiologiques sur les ovaires dans l'espèce humaine, considérés spécialement sous le
rapport de leur influence dans la menstruation.* Il y réfutait victorieusement les pré-
tentions d'un auteur qui avait cherché à lui enlever le mérite de la priorité de cette
découverte, et dont le seul titre était d'avoir eu pour interne l'élève qui avait, pendant les années précédentes, assisté Négrier dans ses recherches.

Négrier étudia avec soin l'état des ovaires aux divers âges de la vie de la femme,
et dans les différents états physiologiques de nubilité, de gestation, d'allaitement,
enfin, après la cessation définitive de la fonction de la génération.

« *Jamais, dit-il, les ovaires des femmes menstruées, de quelque âge qu'elles soient,*
« *ne manquent de cicatrices vésiculaires.* L'hémorrhagie utérine est tellement dépen-
« dante des fonctions de l'ovaire, que, si ces dernières viennent à tarder, les règles
« tardent aussi ; et, si l'autopsie permet de constater l'avortement de quelques vési-
« cules, on peut être certain que les retours menstruels ont offert des interruptions
« qui correspondent à ces avortements. » Il établit aussi que « la rupture d'une vési-
« cule ovarique n'est pas nécessairement accompagnée d'une hémorrhagie utérine. »

Enfin, Négrier ne se borne pas à établir la corrélation intime qui existe entre l'ovulation spontanée et la menstruation ; mais, allant plus loin, trop loin peut-être sur
cette dernière question, il montre qu'elle tient également la fécondation sous sa
dépendance.

Puis, généralisant cette donnée première, il rattache toute l'existence de la femme
au jeu régulier de la fonction ovarienne, nous faisant voir que c'est dans l'ovaire et
non ailleurs que se trouvent les véritables attributs de son sexe, et que ce sont les
modifications survenues dans cet organe, bien plutôt que celles dont le siége est
dans l'utérus, qui ont leur retentissement sympathique sur l'organisme, de telle
sorte qu'il convient de changer l'aphorisme de Van Helmont, et de dire non plus

propter solum uterum, mais bien : *propter solum ovarium, mulier est id quod est.*

Ces notions, auxquelles ne tardèrent pas à s'ajouter celles que nous devons aux recherches de Coste, de Bischoff, de Raciborski, de Courty, de Follin, de Robin, de Pouchet, ont, comme vous le pensez bien, Messieurs, imprimé une nouvelle direction à l'étude des maladies des femmes. L'attention s'est non pas tout à fait distraite, mais un peu détournée des maladies de l'utérus, pour se porter vers celles de l'ovaire. Les kystes ovariques et les maladies chroniques ont été étudiés avec soin et succès ; malheureusement, il n'en est pas encore tout à fait de même des maladies aiguës. Les ouvrages publiés sur ce sujet sont rares ; depuis celui de Chereau, publié en 1844, nous n'avons eu que celui de Boinet en 1867 ; en y comprenant même plusieurs mémoires dont les plus importants se rapportent aux hématocèles péri-utérines que je ne puis, à aucun titre, séparer des maladies de l'ovaire. C'est peu, comme vous le voyez, et cependant c'est dans cette direction qu'est le progrès. Il sera réalisé le jour où, au lieu d'écrire, comme on l'a fait jusqu'ici, des livres sur les maladies de l'utérus et de ses annexes, on pourra enfin se permettre de publier un *Traité des maladies de l'ovaire et de ses annexes.* Ce jour peut être encore fort éloigné, mais à nous de faire tous nos efforts pour le rapprocher. Mettons ces efforts en commun, Messieurs, et, pendant que je vous enseignerai les maladies de l'utérus, aidez-moi à étudier les maladies de l'ovaire.

Hépatite et Abcès du Foie (¹).

Messieurs,

Les maladies du foie figurent certainement au nombre de celles qui sont les moins bien connues, et malgré des travaux nombreux et récents, cette branche de la pathologie reste encore entourée d'une grande obscurité. De tout temps, cependant, ce sujet a été de la part des médecins l'objet de recherches sérieuses, et déjà dès la plus haute antiquité, l'attention avait été dirigée vers l'étude des affections du foie. Les livres hippocratiques renferment des notes précieuses sur les altérations de cet organe, et on trouve dans les travaux de Galien des indications qui ne permettent pas de douter que l'existence de l'inflammation du foie n'ait été connue de son temps.

Si depuis cette époque reculée, la pathologie hépatique n'a pas atteint le même degré de précision et d'exactitude que celui auquel est arrivée l'étude des maladies de certains autres organes plus profondément situés, celles du cœur et du poumon, par exemple, c'est que plusieurs circonstauces ont contribué à la maintenir dans l'obscurité.

La principale de ces circonstances résulte de la difficulté réelle que l'on éprouve à établir anatomiquement les relations qui existent entre les symptômes observés pendant la vie et les altérations organiques qui coïncident avec ces symptômes. Cette difficulté, déjà signalée par Ferrus et Bérard, a aussi été indiquée par Haspel, dont les longues et patientes recherches, ont si efficacement contribué à éclairer l'histoire de l'inflammation du tissu hépatique.

D'autre part, lorsqu'il s'agit des maladies du foie, nous ne pouvons disposer que d'une faible partie des puissants moyens d'exploration, que la science du XIXe siècle a mis à notre disposition pour nous permettre de reconnaître l'état de certains autres organes, en apparence moins accessibles aux investigations directes de l'observateur. Avec la palpation, la percussion seule peut nous venir en aide; mais si elle nous rend compte des moindres variations de volume que subit le foie, elle ne nous permet pas de reconnaître les phénomènes qui s'accomplissent dans la trame de la substance hépatique, comme le fait l'auscultation pour ceux qui se passent au centre du poumon ou du cœur. Et nous n'avons aucun moyen de suppléer à l'imperfection

(1) Quatre leçons recueillies et rédigées par **M. F. Villard**, interne du service.

de notre examen direct, car les actes physiologiques qui s'accomplissent au sein du tissu hépatique ne peuvent être surveillés avec assez de précision pour que tous leurs troubles se révèlent à notre observation. — Le produit de sécrétion lui-même dont il nous serait pourtant si utile de pouvoir constater les altérations nous échappe, déversé qu'il est en un point de l'organisme où il ne nous est pas possible de le recueillir pour l'examiner. Il en résulte que, si nous pouvons constater les qualités physiques et chimiques de l'urine, par exemple, en analysant ce liquide, et conclure des résultats obtenus au mode de fonctionnement du rein, il nous est tout à fait impossible de procéder de la même façon pour l'examen de la bile, dont les modifications et les altérations nous seraient cependant d'un si grand secours pour nous permettre d'apprécier les troubles physiologiques du foie.

Chacune de ces causes a contribué pour sa part à entraver l'étude des affections du foie, et en particulier de son inflammation. Il est vrai que cette inflammation est assez rare dans nos climats pour qu'il ne nous soit pas donné souvent de l'observer à l'état de simplicité ; aussi M. Louis et M. Andral, à qui nous sommes redevables d'importantes publications sur ce sujet, déclarent-ils ne l'avoir jamais rencontrée que lorsque déjà elle était arrrivée à la période de suppuration.

I

Nos voisins, les Anglais, grâce à leurs possessions des Indes, ont pu longtemps avant nous étudier l'inflammation du foie ; mais, depuis la conquête de l'Algérie et l'expédition de Cochinchine, nos médecins militaires ont par leurs recherches grandement contribué à élucider ce point de pathologie. C'est à leurs travaux plutôt qu'à ceux des auteurs qui ont observé sous notre latitude que nous devrons avoir le plus souvent recours pour les besoins de la description qui va suivre, quoique cependant aujourd'hui les maladies aiguës du foie ne soient plus pour nous des raretés pathologiques, car la même cause qui a permis à nos confrères de l'armée d'aller les étudier fait qu'il est assez fréquent de voir arriver à nos consultations des individus, anciens soldats ou anciens marins, qui rentrant du Sénégal, de l'Algérie ou de la Cochinchine, nous apportent la maladie qu'ils ont contractée dans ces climats lointains.

C'est dans ces dernières conditions que se trouvait un malade que la plupart d'entre vous ont pu voir au nᵒ 2 de notre salle Sainte-Marthe, et à l'autopsie duquel nous avons trouvé un vaste abcès du foie. C'est également dans la même situation que se présentent à vous deux malades, actuellement encore couchés, l'un au nᵒ 13 et l'autre au nᵒ 54 de cette même salle Sainte-Marthe.

Celui de ces deux malades dont je veux d'abord vous raconter l'histoire, et que je prendrai pour type de ma description, est un jeune homme de 29 ans, récemment arrivé d'Égypte, où il semble avoir contracté sa maladie. Il ne présente aucun antécédent héréditaire important à noter ; ses parents se portent bien ; quant à lui, il a toujours joui d'une bonne santé jusqu'au moment où il quitta la France pour aller voyager en Espagne et en Italie. Notons dès à présent qu'il existe chez lui une faiblesse morale assez grande, une vive impressionnabilité, et qu'il se laisse abattre facilement. Ces particularités de caractère sont importantes à noter, car elles jouent un rôle souvent considérable dans la marche et la terminaison de certaines affections, et, dans le cas actuel, peut-être devrons-nous en tenir compte lorsqu'il s'agira d'expliquer certaines phases de la maladie.

Il y a dix ans, ce jeune homme se rendit en Espagne où il resta six ans : Dans le courant de la deuxième année de son séjour dans ce pays, il fut pris, sans cause appréciable, d'un ictère parfaitement caractérisé. Les symptômes qu'il paraît avoir éprouvé n'étaient autres que ceux de l'ictère simple : ses selles étaient complétement décolorées ; il n'avait ni fièvre, ni douleurs, et ne ressentait qu'un léger malaise général. Tout au plus serait-on autorisé à supposer qu'il a pu exister alors chez lui une légère congestion du foie, dépendant d'une certaine irritation des voies biliaires, mais évidemment il n'y eut pas de véritable inflammation du parenchyme. Quoi qu'il en soit, la localité qu'il habitait étant dépourvue de médecin, il dut recevoir les soins d'un curé qui lui fit appliquer vingt-cinq sangsues à l'épigastre. A la suite de ce traitement, ou plutôt malgré ce traitement, l'ictère disparut ; mais, quelques semaines après, notre malade présentait quelques symptômes de scorbut ; il n'avait pas de taches de purpura, mais ses gencives étaient fongueuses et saignantes. Il séjournait alors sur le bord de la mer ; il se trouvait cependant dans des conditions hygiéniques assez bonnes ; sa nourriture était saine, et il ne faisait pas usage de salaisons ; mais, avec le peu d'énergie native de ce jeune homme, les émissions sanguines intempestives qu'il avait eu à subir contribuèrent certainement beaucoup au développement de cet état maladif, qui finit par guérir sans autres accidents.

Il continua ses pérégrinations, comme attaché au consulat de France, et, en 1867, il arriva en Égypte et s'installa à Alexandrie. C'est dans cette ville que, au mois de juin de la même année, pendant les grandes chaleurs, il fut atteint de dysenterie.

Le développement de cette maladie, Messieurs, est un point capital, non-seulement dans l'histoire de ce malade, mais encore dans celle des affections du foie, car retenez bien ce fait, que la dysenterie est une des plus graves prédispositions aux inflammations de cet organe, et j'aurai longuement à revenir, par la suite de ces leçons, sur la façon dont s'exerce son influence nocive. Dans le cas actuel, les accidents furent combattus à l'aide des préparations opiacées, et, au bout de trente-deux jours, le malade pouvait reprendre ses occupations. Mais alors était-il parfaitement guéri ? Ne restait-il aucune ulcération dans le gros intestin ; de ces ulcérations rebelles, dont les individus ne soupçonnent même pas l'existence, et qui suffisent pour entretenir des alternatives de constipation et de diarrhée ? Nous ne le savons pas. Cependant, je suis porté à penser que cette dysenterie n'avait pas complétement disparu ; car, six mois après, le malade fut repris des mêmes accidents. Ce fut en janvier 1868 que se produisit cette première récidive : le médecin appelé prononça le mot entérite, mais il nous est permis de suspecter ce diagnostic, car vous savez combien il arrive rarement que, dans la dysenterie, l'inflammation franchisse la valvule de Bauhin.

Quoi qu'il en soit, toutefois, ce fut deux mois après, que, sans cause appréciable, le malade éprouva pour la première fois de la douleur au niveau de l'hypochondre droit ; à partir de ce moment, la maladie va se compliquer, le foie qui n'avait pas encore parlé va manifester ses souffrances, et les symptômes intestinaux seront désormais relégués sur le second plan.

La douleur ressentie était violente, elle siégeait dans l'hypochondre droit et s'irradiait jusque dans l'épaule du côté droit. Ce symptôme, Messieurs, est un des caractères les plus importants de l'inflammation du foie, et je le signale d'une façon toute spéciale à votre attention. J'ai eu occasion d'observer quelques cas d'hépatite : dans tous, cette douleur est constatée. Elle est tellement fréquente que M. Dutrouleau dit qu'elle se rencontre dans les 5/6es des cas ; et que, sur 100 observations, M. Rouis a constaté 85 fois sa présence. Cette douleur est ordinairement vive et persistante ; elle s'exagère par les mouvements, la toux, les efforts d'inspiration, et sous l'influence de toutes les causes qui déterminent la contraction des muscles du tronc et de l'abdomen. Elle est grave, continue, et ne présente pas d'élancements ; elle est profonde et non superficielle, comme celle qui accompagne la névralgie ou le rhumatisme musculaire. Son siége principal est au niveau de la région hépatique, mais elle est susceptible de s'irradier suivant certaines directions, principalement vers l'épigastre, les lombes, les fosses iliaques, mais surtout vers l'épaule. Comment expliquer ces irradiations, et particulièrement celle qui se fait vers l'épaule. Valleix croit que cette dernière manque souvent : lorsqu'elle existe, il l'attribue à un phénomène de voisinage, à une inflammation qui s'est propagée à la plèvre par l'intermédiaire du péritoine et du diaphragme. Mais, s'il en était ainsi, la douleur de l'épaule devrait se manifester dans tous les cas de pleurésie, et cela n'existe pas. D'autre part, et c'est là un fait important à noter, dans une observation relatée par Kunde, il existait de la douleur dans l'épaule en même temps qu'un abcès du foie : la collection se vida par les bronches, et la douleur disparut, pour revenir ensuite avec la production d'une nouvelle quantité de pus.

On a attribué le développement de cette douleur de l'épaule à l'action du nerf phrénique. Ce nerf, vous le savez, naît de la quatrième branche cervicale et reçoit un filet émanant de la cinquième. D'autre part, le plexus cervical est en connexion intime avec le plexus brachial, aussi bien au point de vue physiologique qu'au point de vue anatomique. D'après ces données, il est facile de comprendre comment une irritation du diaphragme peut retentir jusque dans l'épaule par action réflexe et y déterminer de la douleur; mais ce que l'on conçoit moins, c'est qu'une inflammation du foie puisse produire les mêmes phénomènes; car, si le nerf phrénique se distribue dans le diaphragme, il n'a pas été démontré qu'il pénétrât jusque dans le tissu hépatique. Certains auteurs ont, il est vrai, cru pouvoir répondre à cette objection en affirmant que la douleur de l'épaule ne se montre que lorsqu'il y a inflammation de la surface convexe du foie. Mais l'observation contredit cette assertion, car elle nous montre la douleur se produisant pendant le cours d'abcès développés profondément dans l'organe hépatique et n'intéressant nullement sa surface. D'où il résulte que cette douleur est un phénomène encore incomplétement expliqué pour le physiologiste, tout en étant un symptôme des plus intéressants pour le clinicien, qui ne doit ignorer ni sa fréquence, ni sa valeur séméiologique.

Si maintenant, revenant à notre malade, nous examinons les phénomènes qui survinrent du côté de ses voies digestives, nous apprenons qu'il n'eut pas de vomissements et que les symptômes dysentériques qu'il avait présentés avaient disparu, ou du moins restaient à l'état latent au moment où le foie fut envahi. Il lui survint même alors une constipation opiniâtre, qui a persisté pendant longtemps. Du côté du foie, la percussion permettait, d'après ce qu'il nous dit, de constater une augmentation notable du volume de l'organe qui dépassait, paraît-il, le rebord inférieur des fausses-côtes.

Enfin, trois jours après le début de ces accidents, apparut un nouveau symptôme: l'ictère. Quelle signification avait ce phénomène dans le cas qui nous occupe? Sa manifestation peut-elle nous éclairer sur l'état dans lequel se trouvait alors notre malade? Sans entrer dans de grands détails sur ce dernier point, je dirai que l'ictère n'a pas en pareil cas la valeur absolue qu'on pourrait être tenté de lui attribuer *à priori*: Sans doute, lorsqu'il se développe, il indique que le foie est intéressé d'une certaine manière; mais sa présence est loin d'impliquer nécessairement l'existence d'une inflammation de cet organe, et, par contre, son absence ne donne nullement la certitude de la non-existence de cette affection. Du reste, l'observation des faits démontre péremptoirement que l'ictère est un phénomène exceptionnel, accidentel même dans l'inflammation du foie, et que, sans exclure l'idée de cette affection, il n'en est qu'un signe tout à fait secondaire. C'est là l'opinion de M. Dutrouleau; c'est aussi celle de M. Rouis qui, sur 155 cas, n'a observé que 26 fois ce symptôme.

Dans les cas de cette nature, comment et dans quel point du tissu hépatique se produit le phénomène qui donne lieu à l'ictère, quelle en est la cause organique? Quelle est sa signification pathologique? Ainsi que je vous le disais en commençant, nous ne pouvons suivre que d'une façon très-imparfaite le mode de fonctionnement du foie, et il nous est par conséquent très-difficile de nous rendre compte des phénomènes intimes qui se passent dans l'intérieur de sa trame. Toutefois, deux théories sont en présence pour expliquer la formation de l'ictère ; il faut, pour que ce phénomène puisse se produire, ou que la bile ne soit pas secrétée, ou qu'elle ait été résorbée, après sa sécrétion. Dans la première hypothèse, les matériaux de la bile préexisteraient tout formés dans le sang, et le foie n'aurait, en ce qui concerne la sécrétion biliaire, d'autre mission que de les en extraire par une sorte de filtration. Que cette fonction ne s'exécute pas ou s'exécute mal, l'ictère se produira, causé par l'accumulation dans le système circulatoire des éléments biliaires non éliminés. Suivant la seconde théorie, le foie aurait un rôle plus actif ; il ne trouverait pas les matériaux de la bile tout formés dans le sang, et il les élaborerait lui-même pour en former un liquide excrémentitiel. Ce liquide, la bile, une fois secrété par le foie, serait déversé dans les canaux biliaires à travers lesquels il s'écoulerait au dehors ; mais qu'un obstacle quelconque vienne s'opposer à sa libre circulation ou à son issue ; alors il s'accumulera dans les vaisseaux et les conduits biliaires, et, soumis, à ce moment, au travail de résorption exercé par les surfaces muqueuses avec lesquelles il demeurera au contact, il se trouvera finalement repris en plus ou moins grande quantité par les capillaires de ces muqueuses pour être porté dans le torrent circulatoire, et, par suite de la dissémination de ses principes colorants dans tout l'organisme, sa présence donnera lieu à la production de l'ictère.

Cette dernière hypothèse est celle qui nous semble la plus conforme avec la rigoureuse observation des faits. C'est surtout la seule qui puisse nous expliquer comment l'ictère peut tantôt manquer, tantôt se produire dans l'inflammation du foie. S'il était dû à un vice de sécrétion, il est probable qu'il s'observerait à peu près invariablement dans tous les cas d'hépatite, et cependant sa présence est plutôt exceptionnelle que fréquente dans cette maladie. La sécrétion biliaire n'est donc pas empêchée par le travail phlegmasique, mais son excrétion peut être entravée ; c'est ce qui a lieu lorsqu'il se forme un abcès qui, par son volume ou le siége qu'il occupe, vient comprimer les canaux biliaires. Par suite de cette compression, la bile ne peut plus s'écouler librement, et l'ictère se produit de la même façon et au même titre que lorsqu'un calcul ou une tumeur quelconque oblitère ou comprime le canal hépatique ou le canal cholédoque.

Dans le fait qui nous occupe, il est difficile de déterminer le véritable point de départ de l'ictère, qui s'est produit il y a si longtemps et qui se manifestait alors pour la seconde fois. S'il avait été le résultat de la compression exercée par un abcès formé au voisinage des voies biliaires, il n'aurait pas disparu comme il l'a fait depuis ; et il me semble plus rationnel de l'attribuer soit à une des causes qui amènent ordinairement l'ictère simple, comme les troubles gastriques et les émotions morales auxquelles notre malade a toujours été si accessible, soit à la présence d'un calcul biliaire. Cette dernière supposition est celle qui me parait la plus admissible, car il n'y a aucune exclusion entre l'hépatite et la formation des calculs ; j'aurai même plus tard occasion de vous entretenir de l'action que la lithiase biliaire peut exercer sur le parenchyme hépatique pour y solliciter la formation de collections purulentes plus ou moins étendues.

Si la peau ne prend pas habituellement la couleur franchement jaune de l'ictère dans les inflammations du foie, elle prend cependant une coloration spéciale qui a attiré l'attention de tous les observateurs et que je ne puis omettre de vous signaler. Cette teinte, assez difficile à bien définir, est pourtant caractéristique : ce n'est ni la coloration subictérique, ni la teinte jaune paille des individus atteints de cancer, c'est un état intermédiaire : une pâleur avec une légère coloration jaunâtre des téguments, que M. Dutrouleau appelle la *pâleur ictérique*. Notre malade, aujourd'hui encore, quoique convalescent, peut vous donner une idée assez nette de cette coloration ; vous pouvez également bien l'observer chez le malade du n° 13 de la salle Sainte-Marthe : c'est un des principaux symptômes qui, chez ce dernier, m'ont fait d'abord soupçonner, puis reconnaître la présence d'un abcès du foie.

II

Après avoir passé en revue et analysé les symptômes que présenta notre sujet durant la première phase de sa maladie, voyons ce qui survint ensuite. Sous l'influence d'un traitement assez long, qui consista dans l'emploi des émissions sanguines par les sangsues et de purgations répétées par le calomel, il éprouva une amélioration assez notable pour pouvoir quitter l'Égypte et reprendre le chemin de la France. Sous l'heureuse influence de l'air natal, sa convalescence se confirma rapidement, et bientôt il se sentit assez fort pour reprendre ses occupations. Il n'était cependant pas à l'abri d'une rechute, car deux mois et demi après son retour, à la suite d'un refroidissement, il fut repris de fièvre et de douleurs vives dans l'hypochondre droit : mais il n'eut pas d'ictère. Ces symptômes s'amendèrent en peu de jours après une application de vingt sangsues au niveau de la région douloureuse.

Au mois de janvier de l'année dernière survint une nouvelle crise analogue aux précédentes ; seulement, le malade dit avoir éprouvé, en outre, une gêne considérable de la respiration, avec une toux pénible et fatigante, mais sans expectoration. D'après les signes qu'il nous indique, je serais assez porté à croire qu'il eut alors un peu de pleurésie diaphragmatique. Quoi qu'il en soit, après vingt jours de repos au lit, il se trouva guéri : il n'avait pas eu d'ictère.

Trois mois après ces accidents se manifesta une quatrième attaque, caractérisée par les mêmes symptômes que ceux qui avaient accompagné les précédentes : c'est alors qu'il prit le parti de venir à l'hôpital.

Voici l'état dans lequel je le trouvai lorsque je l'examinai pour la première fois :

sa physionomie était abattue;·ses traits tirés exprimaient la souffrance; il offrait cette teinte pâle anémique de la peau, avec un fond un peu jaunâtre que je vous ai dit être désignée sous le nom de pâleur ictérique. Il présentait, en outre, un amaigrissement assez marqué : ce dernier symptôme est assez fréquent dans les affections du foie, et quelquefois il pourrait induire en erreur et faire croire à une affection organique d'autant plus facilement qu'il arrive aussi parfois de voir l'embonpoint conservé ou même augmenté. Cette augmentation du tissu adipeux, à laquelle ne participe pas le système musculaire dont les fibres sont, au contraire, exposées à subir la dégénérescence graisseuse, a été constaté 4 fois par M. Rouis sur 200 cas d'hépatite qu'il a observés.

L'attitude prise par notre malade était assez singulière : il se tenait dans le décubitus dorsal et le corps incurvé du côté gauche. Je vous ferai remarquer, à ce propos, que ce n'est pas là l'attitude que prennent le plus habituellement les sujets atteints d'inflammation du foie. Ainsi, d'après un relevé de 20 observations dépouillées par Valleix, et dans lesquelles l'attitude a été notée 8 fois, on a trouvé que 6 fois les malades étaient dans le décubitus dorsal et que 2 fois seulement ils étaient dans le même décubitus, avec le corps incurvé, non pas du côté gauche comme notre malade, mais bien du côté droit. D'apres M. Rouis, le décubitus dorsal est la position le plus souvent observée dans l'hépatite; suivant M. Haspel, il existe ordinairement une incurvation du corps à droite, avec abaissement de l'épaule du même côté; enfin, Annesley a vu presque toujours les malades dans le décubitus dorsal, avec le corps incliné à gauche, comme l'avait notre malade.

Ces différences observées dans l'attitude que prennent les malades ne prouvent qu'une chose, c'est que ces derniers cherchent à se mettre dans la meilleure position possible pour éviter la douleur. L'inclinaison du corps à droite est celle qui s'explique le mieux, car elle produit le relâchement de tous les muscles de la région. Mais elle provoque en même temps l'abaissement des côtes, qui peuvent comprimer le foie et réveiller par ce froissement la douleur que l'on cherchait à éviter. C'est probablement pour réagir contre une douleur vive, ainsi provoquée par un mouvement d'inclinaison sur le côté droit, que notre malade et ceux d'Annesley se sont rejetés dans une attitude opposée et ont préféré l'inclinaison sur le côté gauche. Cette attitude présente un avantage, c'est d'immobiliser en quelque sorte le foie par la tension qu'elle détermine dans les muscles abdominaux et thoraciques, et tout en exerçant à la surface une pression régulière et continue, de le soustraire en partie aux mouvements résultant de l'acte de la respiration ou aux secousses de la toux.

Le malade dont nous nous occupons actuellement se refusait à toute espèce de mouvement, tant était vive la douleur qui en résultait.

La peau était un peu chaude, son pouls petit, battant 88 pulsations par minute.

Nous n'avons pas observé chez lui l'existence d'un phénomène sur lequel ont insisté la plupart des médecins militaires qui se sont occupés des affections du foie, je veux parler des accès fébriles. Ces accès, parfois réguliers, se produisent le plus ordinairement à des intervalles très-inégaux, et peuvent quelquefois simuler ceux qui appartiennent à la fièvre intermittente pernicieuse.

En poursuivant notre examen chez ce malade, nous trouvâmes que ses fonctions digestives étaient bonnes et que son appétit était conservé. Il avait de la constipation et il n'existait plus chez lui aucune trace de dysenterie.

Son ventre était souple, indolent, sauf dans l'hypochondre droit, où il était déformé : cette déformation consistait en une tuméfaction assez considérable de cette région qui avait déterminé un soulèvement des côtes. Cette tuméfaction, notable à la vue, était surtout appréciable par la mensuration au moyen du cyrtomètre : en faisant passer l'instrument par le point le plus saillant de la tuméfaction, on trouvait, en effet, 43 centimètres pour la demi-circonférence gauche du corps, tandis que celle du côté droit mesurait 47 centimètres.

En examinant plus attentivement la région du foie, on constatait que la passion y déterminait de la douleur et par la palpation on sentait que le foie débordait les fausses côtes.

La percussion, pratiquée sur le trajet d'une ligne verticale passant par le mamelon, permettait de noter une augmentation considérable du volume du foie : la matité s'étendait, en effet, depuis le mamelon jusqu'à 2 centimètres au-dessous des fausses-côtes. La tuméfaction était régulière et ne présentait ni bosselures, ni saillies, ni irrégularités à sa surface ; on n'y percevait pas de sensation de fluctuation ni de frémissement quelconque

Tous ces signes, Messieurs, ont dans ce cas actuel une importance considérable. La déformation résultant d'une augmentation du volume du foie a surtout une valeur extrême, car souvent dans les pays chauds c'est seulement après la production de ce phénomène qu'on diagnostique l'inflammation, et chez plusieurs individus c'est l'existence de ce signe qui a fait reconnaître à M. Haspel l'existence de la maladie. M. Piorry a beaucoup insisté sur les résultats fournis par la percussion dans ces cas d'hépatite, et, sur 24 cas qu'il a mentionnés, on trouve qu'il y avait dans tous une augmentation des dimensions du foie. M. Piorry a peut-être exagéré ses résultats, ainsi qu'on le lui a reproché, mais je crois cependant qu'il reste très-près de la vérité. Du reste, ses observations sont corroborées par celles de M. Rouis : chez 122 malades, ce médecin a constaté 73 fois une augmentation de volume du foie par la percussion, et sur 101 autopsies qu'il a eu occasion de faire, il a trouvé dans 70 cas le foie plus gros qu'à l'ordinaire. D'autre part, Valleix, après avoir analysé les observations de MM. Louis et Andral, a trouvé que, dans 7 cas sur 12, le foie était augmenté de volume. Pour moi, il n'est pas douteux que lorsqu'il existe une hépatite, il y a augmentation du volume du foie, et c'est seulement lorsque l'inflammation est terminée, ou lorsqu'elle est passée à l'état chronique, ou enfin lorsqu'elle a donné lieu à la production d'un abcès, qu'on observe une diminution des dimensions de cet organe. Cette diminution a été constatée 3 fois seulement sur les 101 autopsies de M. Rouis, le foie ayant à peu près des dimensions normales dans 28 cas, tandis que, dans 70, il était augmenté de volume.

Deux symptômes, suivant M. Louis, doivent plus que tous les autres aider à reconnaître l'hépatite : l'ictère et la douleur. Le premier est loin d'être constant et je vous ai déjà dit ce qu'il faut en penser ; quant à la douleur, elle constitue un phénomène important ; elle est un des symptômes primordiaux de l'hépatite. Si, à la douleur, vous joignez la fièvre et la tuméfaction de la région hépatique, vous aurez les trois signes véritablement caractéristiques de l'inflammation du foie.

Dans certains cas, cette tuméfaction de la région hépatique peut ne pas être le résultat d'une inflammation du foie et dépendre d'un épanchement pleural abondant ayant déprimé le diaphragme et refoulé le foie. Dans cette circonstance, si on examine le malade avec soin, on sera mis sur la voie du diagnostic par les phénomènes d'auscultation et de percussion : ces derniers montreront, entre autres signes importants, que le niveau de la matité due à l'épanchement pleurétique se déplace suivant les diverses positions affectées par le malade, ce qui n'a pas lieu dans le cas de tuméfaction du foie.

Une inflammation du péritoine limitée à la surface convexe du foie peut y déterminer le développement d'un dépôt de fausses membranes, et produire des adhérences qui causeront de la douleur et de la tuméfaction. Dans ces cas, le diagnostic devient assez difficile pour ne pas pouvoir être toujours porté avec certitude.

Il est d'autres circonstances où le diagnostic présente plus de difficultés encore, c'est lorsqu'il existe un abcès affectant un des organes situés en arrière du foie et qui, par son développement, refoule en avant et comprime la glande hépatique dont la constitution est, vous le savez, si particulièrement apte à se déformer sous l'influence d'une pression un peu continue. Dans deux cas déjà, il m'est arrivé de trouver des abcès du rein dus à la présence de calculs rénaux qui, remontant en arrière jusqu'au niveau du diaphragme et refoulant le foie devant eux, ont pu être pris pour des abcès de ce dernier organe. Dans un de ces cas, l'erreur était tellement inévitable que, même à l'autopsie, la paroi abdominale étant ouverte, et avant qu'on eût cherché à enlever le foie, il était impossible de reconnaître que la lésion occupait le rein, recouvert qu'il était dans toute sa hauteur par le foie qui descendait jusqu'au niveau de la fosse iliaque. Je mets du reste sous vos yeux cette pièce que je conserve dans mon musée, et qui a été recueillie sur une femme morte en 1866 dans mon service de cet hôpital.

Pendant la vie, j'avais constaté une augmentation de volume du foie, qui avait une étendue de 18 centimètres, débordant de quatre travers de doigt le rebord inférieur des 'a ⸗ sses côtes. A l'autopsie, nous trouvâmes un foie volumineux, mais aplati, effilé :

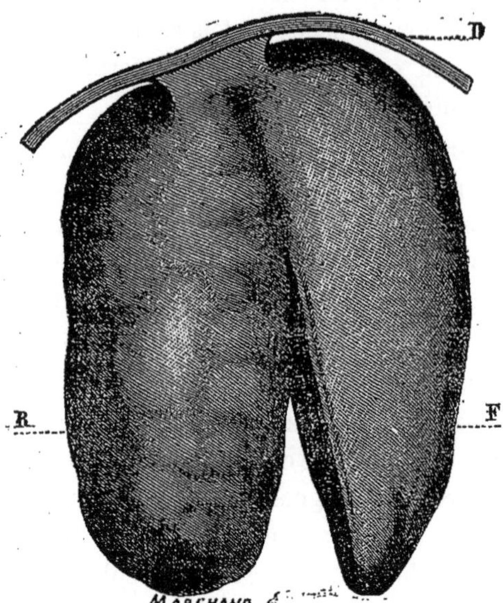

Rapports du rein droit suppuré et calculeux avec le foie et le diaphragme.

Le rein et le foie adossés sont vus par leur bord postérieur.

Le rein droit R, remontant jusqu'au diaphragme D, a refoulé en avant le foie F, sur la face postérieure duquel il s'est creusé une empreinte rendue visible par l'écartement des deux organes, réunis dans toute leur hauteur par des adhérences semblables à celles qui sont figurées à la partie supérieure et qui vont jusqu'au diaphragme.

à sa face postérieure. En arrière de lui, et remontant jusqu'à son bord supérieur, se trouvait accolé le rein droit, contenant un énorme calcul irrégulier ; la glande rénale était détruite en partie par la suppuration. Le foie recouvrait complétement le rein et faisait corps avec lui ; il a fallu le secours de la dissection pour les séparer l'un de l'autre.

Dans les cas de cette nature, ce qui complique la difficulté, c'est que l'uretère du côté malade s'oblitère, tandis que celui du côté opposé, fonctionnant normalement, amène dans la vessie une urine parfaitement normale, dont l'analyse ne permet pas de soupçonner une destruction du rein pareille à celle que je mets sous vos yeux (1). Une observation à peu près analogue à celle que je viens de rappeler a été publiée par M. Caffe, avec cette seule différence qu'il ne s'agissait pas du foie, mais de la rate, et qu'au lieu d'une affection de cet organe soupçonnée pendant la vie, on trouva, à l'autopsie, un abcès du rein gauche. Par les mêmes raisons, vous comprenez facilement comment un phlegmon péri-néphrétique pourrait être pris pour une inflammalion du foie.

<hr>

(1) Cette pièce a été présentée à la Société anatomique par mon interne, M. Leroy, en 1866, puis photographiée dans le numéro du 8 août 1870 de la *Revue photographique des hôpitaux*. Seulement, la photographie ne représente que la cavité de l'abcès du rein, au lieu de montrer le fait, bien plus intéressant au point de vue clinique, de l'accolement du rein au foie, qui se voit dans le dessin ci-dessus.

Dans le cas qui nous occupe, il n'était pas possible de faire une erreur de diagnostic de la nature de celles auxquelles je viens de faire allusion. La sonorité de la poitrine était bonne, sauf un peu de matité qui existait à la base du côté droit, mais sans souffle et sans altération de la voix. La respiration s'effectuait bien; les battements du cœur étaient réguliers. Il n'y avait pas d'œdème des membres inférieurs, et les urines, examinées avec soin, ne présentaient aucun élément anormal. Dans quelques cas d'hépatite, cependant, on a constaté dans l'urine l'existence de la bile; mais, suivant MM. Casimir Broussais et Haspel, cette particularité doit être considérée comme tout à fait exceptionnelle.

Nous étions donc en présence d'une inflammation du foie, et nous devions nous demander quelle pouvait être la cause de cette affection, si nous voulions diriger notre traitement d'une façon rationnelle. Nous ne pouvions nous arrêter à l'alcoolisme, car il résulte de l'examen des antécédents du malade qu'il n'a jamais fait abus des liqueurs spiritueuses. Nous avons dû éliminer également l'idée de l'existence de calculs hépatiques, car, s'il y avait eu de l'ictère à une certaine époque, cet ictère ne s'était pas reproduit aux crises suivantes, et, d'un autre côté, la douleur, tout en étant fort vive, n'avait pas cette acuité excessive et toute spéciale qui caractérise celle de la colique hépatique. Je me suis donc arrêté à l'idée de l'inflammation pure et simple, et j'ai dirigé mon traitement en conséquence.

J'ai eu recours d'abord aux antiphlogistiques; j'ai pratiqué des émissions sanguines au moyen de sangsues et de ventouses scarifiées, et j'ai fait appliquer des cataplasmes laudanisés sur le côté malade; puis j'ai pratiqué des onctions avec l'onguent mercuriel belladoné.

Sous l'influence de cette médication, les symptômes se sont amendés peu à peu, et le malade s'est trouvé notablement soulagé au bout de peu de temps. Alors, et dès que je pus le faire transporter hors de son lit sans lui causer de trop vives souffrances, je lui fis prendre des bains. J'avais combattu la douleur et favorisé le sommeil au moyen des préparations opiacées. Contre la constipation, j'avais prescrit le calomel : ce médicament, très-employé chez les Anglais, rend de grands services dans l'hépatite et la dysenterie, mais il est toléré difficilement, et c'est pour cela qu'il convient de l'associer à l'opium; je l'ai donné à la dose de 15 centigr. pour 10 centigr. d'extrait thébaïque.

Le malade continua à aller bien jusqu'au mois de mai : à cette époque survint une nouvelle crise identique aux précédentes. Je n'insistai pas cette fois sur les émissions sanguines et j'employai les onctions mercurielles, que je dus cesser à cause de l'apparition d'une stomatite. Quelques jours après, je fis appliquer un vésicatoire au niveau de la région hépatique, et au bout de quelques semaines, après des alternatives de mieux et de pis, le malade se trouva assez bien pour demander à sortir de l'hôpital.

Deux mois plus tard, le 9 octobre dernier, il fut repris chez lui de nouveaux accidents, et quinze jours après il revint à l'hôpital. Le traitement que j'ai employé a été le même que celui que je viens de vous indiquer, avec cette seule différence qu'au lieu d'opium, je lui ai donné de la belladone, et que je lui ai prescrit des bains alcalins et de l'eau de Vichy.

Ces nouveaux accidents se sont dissipés assez rapidement, et aujourd'hui cet homme est en assez bon état pour se croire complétement guéri; il a un excellent appétit, il digère à merveille, il reprend de l'embonpoint, et surtout il ne souffre plus. Mais si toutes ses fonctions s'exécutent bien, s'il jouit actuellement d'une bonne santé, il n'est pas à l'abri d'une récidive; je dirai même qu'il est extrêmement probable qu'il n'évitera pas de nouvelles rechutes. Son foie, il est vrai, ne déborde plus les fausses côtes, mais le malade a conservé la pâleur ictérique, si caractéristique de l'hépatite, et, s'il n'a plus aucune douleur spontanée, la moindre pression exercée sur son hypochondre droit y développe encore une douleur fort vive. Eh bien! Messieurs, en présence de cette douleur profonde et de cette coloration spéciale, je ne puis m'empêcher de penser que ce malade doit avoir dans un coin de son foie une collection de pus, un abcès inaccessible à nos moyens d'investigation, mais qui agira là comme une épine, pour provoquer des récidives. Au surplus, il ne serait pas nécessaire qu'il y eût un abcès déjà formé dans le foie pour voir se produire de nouveaux accès : il suffit que le foie ait été enflammé pour que cet organe ait acquis une sorte de prédisposition, une susceptibilité spéciale qui le rend plus apte à s'enflammer encore.

Je crois donc que notre malade est exposé au retour des accidents hépatiques dont nous l'avons guéri, et je redoute pour lui que, dans un temps plus ou moins éloigné, il ne succombe aux suites d'un abcès du foie. Ce qui me fait prévoir ce résultat fâcheux, c'est que, dans les pays chauds, il est fréquent de voir les accidents dus à l'hépatite se calmer pendant un temps plus ou moins long, comme ils l'ont fait souvent chez ce sujet, pour se réveiller ensuite avec une intensité nouvelle et conduire à une terminaison fatale. Et je trouve la justification de ces craintes dans un passage du livre de M. Haspel, que je vous demande la permission de vous citer textuellement :

« Après la guérison, dit cet observateur distingué, l'hypérémie a une grande tendance à se reproduire, à se compliquer, à s'aggraver par des récidives; alors la résistance vitale n'étant plus assez considérable pour permettre le rétablissement complet des forces, elle affecte alors plus particulièrement la forme chronique; celle-ci succède quelquefois à l'hypérémie aiguë; dès ce moment, on voit disparaître peu à peu les symptômes de son état aigu, et si vous n'êtes pas averti à l'avance, vous croyez à la guérison solide, vous vous livrez avec d'autant plus de sécurité à l'espérance que la physionomie a repris de la fraîcheur et une certaine vivacité, que les forces paraissent renaître de jour en jour ; bientôt votre convalescent sort de l'hôpital...... Mais il ne tarde pas à y rentrer. Cette hyperémie peut ainsi présenter dans son cours une multitude de périodes et de scènes séparées par des intervalles de temps plus ou moins longs et par des différences symptomatiques qui peuvent faire croire au médecin inexpérimenté qu'il a affaire à des maladies bien différentes, et cependant il n'a eu, en réalité, sous les yeux qu'un seul drame morbide dont les actes ont été séparés par des apparences trompeuses de santé. Le toucher et la percussion sont des moyens d'exploration des plus précieux dans cette maladie : sans eux, presque jamais de certitude dans le diagnostic.

« Cette hyperémie peut exister fort longtemps sans produire de véritable douleur, sans gêner véritablement les fonctions du foie, sans déterminer de troubles sympathiques dans l'économie, car, telle est la nature de tous les viscères à parenchyme homogène que, lorsqu'une partie d'un de ces viscères est affectée, et si elle ne l'est pas assez pour que le reste du viscère soit lésé, les fonctions de l'organe continuent encore jusqu'à ce que la partie malade subisse des changements de texture ou que la lésion s'étende au parenchyme entier. »

Ne voyez pas seulement, Messieurs, dans ce passage d'un livre justement estimé, la confirmation du pronostic que je viens de porter au sujet de notre malade, mais ayez soin de ne jamais oublier les sages préceptes de réserve et de prudence qu'il renferme lorsque vous vous trouverez en présence d'un cas analogue.

III

L'inflammation du foie, dont je vous ai fait connaître l'étiologie, la marche et les symptômes, en vous rapportant l'histoire clinique d'un sujet affecté de cette maladie, se termine le plus fréquemment par la suppuration. Cette terminaison est même tellement habituelle que certains auteurs révoquent en doute l'existence de l'hépatite toutes les fois qu'elle n'est pas suivie de la formation d'abcès.

Je crois cependant avoir suffisamment insisté sur les circonstances dans lesquelles cette phlegmasie se termine par résolution pour que vous reconnaissiez avec moi son existence, indépendamment de la suppuration qui peut en être la suite. Cette suppuration, du reste, je n'ai fait que la prévoir chez notre malade du n° 54 de la salle Sainte-Marthe, et, tout en redoutant qu'elle se produise ultérieurement, je me garderai bien de vous affirmer qu'elle existe effectivement à l'heure actuelle.

Je suis d'autant plus fondé à ne pas considérer la suppuration comme la conséquence inévitable et forcée de toute phlegmasie hépatique, que, par deux fois déjà, j'ai pu voir cette maladie se développer sous mes yeux et se terminer par la résolution, sous l'influence d'un traitement semblable à celui que vous m'avez vu employer. Les faits de cette nature ne sont pas extrêmement rares, et vous pourriez en trouver d'assez nombreux exemples en compulsant les recueils scientifiques. Un des plus remarquables a été publié dans la *Gazette des hôpitaux* de 1857, par M. Gintrac. Les auteurs qui ont observé dans les pays chauds citent aussi quelques exemples fort rares, il est vrai, de guérison sans suppuration. Dutrouleau rapporte un cas dans lequel cette guérison a été obtenue après vingt-deux jours de traitement ; mais il est certain qu'un résultat aussi favorable s'observe relativement plus souvent dans nos climats que dans les pays chauds, où l'inflammation du foie a une tendance manifestement plus marquée vers la suppuration. C'est probablement parce que notre malade a, en rentrant en France, échappé à cette influence fâcheuse du climat, qu'il a pu, jusqu'à présent, éviter ou tout au moins retarder la suppuration, qui n'aurait pas manqué de se produire d'une façon infiniment plus rapide s'il était demeuré en Égypte. Vous devez donc, Messieurs, vous attendre à rencontrer les abcès du foie beaucoup plus rarement en France que dans les régions intertropicales ; mais, tout en tenant compte de cette circonstance, n'oubliez pas cependant que vous pourrez les observer quelquefois, sinon très-fréquemment.

Il est bien entendu que je ne parle pas ici des abcès qui se développent pendant le cours de l'infection purulente, et que nous avons trop souvent occasion de constater à la salle d'autopsie, à la suite de plaies ou chez les nouvelles accouchées ; car ces abcès, tout en étant bien certainement ceux que nous avons le plus souvent occasion d'observer dans nos hôpitaux, ne constituent qu'une sorte d'épiphénomène au milieu d'un ensemble pathologique des plus graves. Ils ont été étudiés et décrits anatomiquement avec le plus grand soin, mais ils passent souvent inaperçus pendant la vie, ou tout au moins attirent-ils à peine l'attention, car ils ne nécessitent aucun traitement spécial dans une maladie qui est à peu près complétement au-dessus des ressources de l'art.

Il n'en est pas de même de ceux qui nous occupent en ce moment et qui, s'ils constituent le plus souvent une complication redoutable, survenant dans le cours d'une maladie déjà fort grave par elle-même, peuvent cependant être efficacement combattus et guéris par un traitement convenable, comme cela a eu lieu chez le malade qui est encore couché au nº 13 de notre salle Sainte-Marthe, et dont je vous rapporterai l'histoire dans un instant. Chez ce malade, l'abcès que j'ai ouvert s'était produit dans des conditions sinon identiques, du moins parfaitement comparables à celles qui ont existé chez notre premier malade, et, chez l'un comme chez l'autre, la dysenterie a été le point de départ des phénomènes morbides qui se sont développés du côté du foie. Il en a été de même chez un troisième sujet qui, il y a quelques semaines, était encore soumis à votre observation, et dont l'autopsie vous a permis de vous rendre compte de la nature des altérations anatomiques qui menacent encore notre premier malade, tandis qu'elles sont en voie de réparation chez le second.

Cet homme, qui a succombé il y a peu de temps, occupait le lit n° 2 de la salle Sainte-Marthe ; c'était un individu robuste et bien constitué , n'ayant jamais fait de maladies graves ; mais il avouait des habitudes alcooliques invétérées. Lorsqu'il vint à l'hôpital, il était atteint, depuis un certain temps déjà, d'une dysenterie assez intense, avec ténesme anal très-douloureux et selles sanguinolentes mêlées de détritus grisâtres. Après des alternatives d'amélioration passagère, suivie de recrudescences pendant le cours desquelles la maladie se montra de plus en plus rebelle aux divers moyens de traitement successivement employés pour la combattre, il eut une varioloïde assez légère, à la suite de laquelle il se produisit un affaissement rapide. En peu de jours, la faiblesse devint excessive, la face se grippa, le pouls devint petit, misérable, presque filiforme ; et, sans qu'il se produisît aucun autre symptôme, sans qu'aucune douleur se manifestât en aucun point, alors que les pustules de la varioloïde commençaient à se dessécher, le malade succomba, après avoir eu quelques vomissements sanguinolents.

A son autopsie, nous trouvâmes sur la muqueuse du gros intestin, depuis le cœcum jusqu'au niveau du rectum, des ulcérations très-nombreuses de forme ovalaire, transversales et occupant près de la moitié du pourtour de la muqueuse. Au niveau du cœcum, la muqueuse n'existait plus, et les autres tuniques avaient presque totalement disparu par le fait de l'ulcération. En certains points même, on ne trouvait plus que la séreuse péritonéale. Du côté du rectum, les ulcérations étaient moins nombreuses, et on pouvait constater que quelques-unes, à ce niveau, étaient tout à fait cicatrisées. Les ganglions lombaires étaient tuméfiés, et, dans la fosse iliaque droite, le gros intestin présentait des adhérences nombreuses avec la paroi sous-jacente. Toutes ces lésions, dues à la dysenterie, étaient parfaitement prévues, mais elles s'accompagnaient d'altérations du foie bien plus rares à rencontrer, et sur lesquelles j'attirai tout spécialement l'attention de ceux d'entre vous qui assistaient à cette autopsie. En faisant une coupe en travers de la partie moyenne du lobe droit du foie, on découvrit deux abcès parfaitement isolés et indépendants l'un de l'autre, qui avaient : l'un les dimensions d'un œuf de poule, l'autre celle d'une grosse noix. Ces collections purulentes, constituées par un liquide crêmeux parfaitement homogène, étaient séparées l'une de l'autre par quelques millimètres seulement du tissu hépatique ; elles étaient nettement enkystées, et circonscrites par une membrane pyogénique bien organisée. Le reste du tissu hépatique présentait un aspect un peu jaunâtre, et avait subi un commencement de dégénérescence graisseuse ; mais on n'y trouvait pas d'hypérémie notable ni d'infiltration purulente. Il n'existait d'abcès semblable ni dans le poumon, ni dans aucun autre point de l'organisme.

La présence de ces collections purulentes dans le foie d'un homme mort de dysenterie n'a rien qui doive vous surprendre. Moins fréquemment sans doute que dans l'infection purulente, mais cependant dans une proportion de cas assez notable, les abcès du foie se développent comme ceux que je viens de vous rappeler, même dans nos climats, sous l'influence de la dysenterie, et ils sont en corrélation assez étroite avec cette dernière maladie pour que l'on ait cru pouvoir donner à l'inflammation du foie se produisant dans ces circonstances le nom de *dysenterie hépatique* Cette corrélation était, du reste, connue des médecins de l'antiquité, et Galien raconte à ce sujet que, étant appelé en consultation pour un cas difficile, il se croisa à la porte de la chambre du malade avec un serviteur qui emportait un vase rempli de matières dysentériques ; cette particularité attira son attention, et lorsqu'un instant après, il se trouva en présence d'un homme à la teinte subictérique, fatigué par une petite toux sèche, incessante, non suivie d'expectoration, il s'empressa d'explorer la région de l'hypochondre droit, et, y ayant développé une douleur assez vive par la pression, il put, sans autre renseignement, faire l'énumération des principaux symptômes que devait éprouver le patient, en y comprenant la douleur de l'épaule droite et la diarrhée caractéristique que personne n'avait encore remarquée, et finalement diagnostiquer un abcès du foie, au grand étonnement de toute l'assistance.

Certains auteurs, et Budd en particulier, ont pensé que les abcès du foie se développent dans la dysenterie d'après un mécanisme identique à celui d'après lequel ils se forment dans l'infection purulente. Ils attribuent leur formation à la viciation du sang de la veine-porte, qui serait adultéré, soit par le mélange direct des matières septiques sécrétées par les surfaces intestinales ulcérées, puis absorbées par les radicules veineuses qui les transporteraient ensuite jusque dans le foie, comme Beau supposait que cela a lieu pour le transport de l'estomac au foie de certaines substances qui, comme l'alcool, par exemple, exercent une action spéciale sur la glande hépatique ; soit — ce qui serait plus admissible — par suite de la phlébite résultant de l'inflammation qui se serait propagée des surfaces ulcérées aux radicules veineuses les plus voisines, et de la sécrétion purulente que la membrane interne des veines enflammées déverserait dans le torrent circulatoire. Cette opinion, qui rattache les abcès dysentériques à la phlébite, au même titre que ceux de l'infection purulente, semble trouver une confirmation dans un fait rapporté par M. Cruveilhier, qui a vu un abcès du foie déterminer la mort en cinq jours, à la suite d'un taxis prolongé, exercé sur la muqueuse rectale pour réduire un prolapsus, et, comme il n'y avait ni ulcération ni gangrène, on est autorisé à penser que les manœuvres du taxis n'ont pu agir qu'en déterminant une inflammation traumatique des veines hémorrhoïdales.

Quelle que soit de la façon dont il se produise, l'abcès du foie est fréquent, non-seulement dans la dysenterie, mais aussi dans les autres ulcérations des voies digestives, et, malgré l'observation de Galien que je viens de rappeler, ce fait était parfaitement oublié, lorsque Budd l'a remis en lumière. Vous trouverez, dans l'Union

MÉDICALE du 13 juillet 1848, la relation, publiée sous cette seule initiale V..., d'une visite faite à son service de *King's College Hospital,* où il est donné le relevé de 60 observations d'abcès du foie réunies pour élucider ce point important de pathologie. De ces 60 faits, 15 ont été observés par Budd à *Deadnough Hospital,* 29 ont été empruntés à Annesley, et 16 sont dus à MM. Andral et Louis. En les analysant, on a trouvé que l'ulcération intestinale de nature dysentérique a été observée 37 fois, et si, à ces 37 cas, vous en ajoutez 2 autres de ceux relatés par Budd et dans lesquels il y avait, dans l'un, ulcération de l'estomac, et, dans l'autre, ulcération des canaux biliaires, vous voyez que le chiffre des cas d'abcès du foie coïncidant avec des ulcérations se trouve porté à 39.

Il n'est pas, en effet, absolument nécessaire, d'après le mécanisme qui préside à leur formation, qu'il y ait ulcération dysentérique pour voir se produire des collections purulentes dans le foie. Les ulcérations intestinales qui se rencontrent dans d'autres affections peuvent déterminer le même résultat. C'est ainsi que Legendre a vu des abcès du foie succéder à l'entérite chez des enfants. En 1841, M. le docteur Fauraytier, et en 1852 M. le docteur Leudet, ont présenté à la Société anatomique des pièces relatives à des abcès du foie survenus à la suite de la fièvre typhoïde. En 1869, M. Delaire (d'Amiens) a donné, dans la *Gazette des hôpitaux,* la relation d'un fait analogue à ces deux derniers. Je pourrais encore vous signaler des exemples rapportés par Abercombrie, Bright, M. Louis, et dans lesquels les collections purulentes coïncidaient avec des ulcérations de la muqueuse de la vésicule biliaire produites par des calculs ; mais je n'insisterai pas sur ces dernières, qui ont avec le foie des rapports beaucoup plus immédiats que celles que l'on rencontre dans l'intestin, et je reviens à la dysenterie, cause plus fréquente de l'inflammation du tissu hépatique.

Si nous analysons à ce point de vue les travaux des médecins qui ont écrit sur l'hépatite, nous trouvons que, sur 157 cas de dysenterie, Catteloup a observé la suppuration du foie dans les deux tiers des cas. Cette proportion considérable que Rouis a encore portée à un chiffre plus élevé, car il a noté l'existence dè la suppuration du foie dans les 9/10es des cas de dysenterie, ne doit cependant pas être considérée comme une règle absolue ; d'autres auteurs, en effet, Dutroulau, Cambay, n'ont constaté la coïncidence de ces deux états pathologiques : le premier, que dans le huitième des cas, et le second qu'une fois seulement sur vingt faits observés. Ces diverses évaluations, quoique différentes les unes des autres, vous montrent cependant la fréquence relative des abcès du foie dans la dysenterie. Il est vrai que la plupart des cas auxquels je viens de faire allusion ont été observés dans les climats chauds, et vous pourriez croire peut-être que, dans notre pays, les choses ne se passent pas de la même façon Il n'en est rien: Vous avez pu, du reste, vous en convaincre en examinant les pièces anatomiques fournies par le sujet qui occupait le lit n° 3 de la salle Sainte-Marthe, et en voyant l'abondante suppuration fournie par celui qui est encore actuellement couché au n° 13 de la même salle. Ces deux individus n'ont jamais habité hors de France. Il en était de même pour un sujet dont M. Bourdon a donné l'observation dans les *Bulletins de la Société anatomique* de 1841, et vous trouverez, dans les numéros des 5 et 7 octobre 1869 de la *Gazette des hôpitaux*, une leçon clinique de M. Béhier, dans laquelle ce savant professeur, après avoir rapporté trois observations de dysenterie avec abcès du foie, insiste sur la solidarité qui unit ces deux états pathologiques, et appelle votre attention sur cette particularité que, deux des malades dont il a fait l'histoire, ont toujours habité les environs de Paris.

D'après l'ensemble de tous ces faits, vous voyez quelle importance vous devez attribuer à la coïncidence de l'hépatite et de la dysenterie, et vous comprenez quelle part d'influence exerce cette dernière sur la production des abcès du foie. Cette influence, cependant, a été contestée : Ainsi, Copland et Annesley prétendent que la dysenterie, au lieu d'être cause de l'hépatite, n'en est souvent que la conséquence, car elle ne se montrerait qu'après elle. Stephen H. Ward, de son côté, dit avoir observé des cas dans lesquels lorsque tous les symptômes faisaient prévoir la formation d'un abcès, ce dernier avait manqué, et la dysenterie seule avait déterminé la mort des malades ; d'autre part, Cambay et Haspel racontent qu'ils ont vu plus souvent le flux dysentérique suivre l'hépatite que la précéder. Quoi qu'il en soit de ces opinions, la majorité des auteurs s'accordent à reconnaître l'influence prééminente de la dysenterie sur le développement de l'inflammation, et par suite de la suppuration du foie ; cette cause, si efficace dans les pays chauds, est aussi celle que nous avons le plus souvent occasion de constater en France. Rappelez-vous l'histoire du malade dont je vous ai entretenus dans la première partie de ces leçons : La dysenterie a marqué le début de sa maladie. Il en a été de même dans les autres cas que je vous citais, il n'y a qu'un instant, chez notre homme du n° 3, chez celui qui est encore au n° 13 de la salle Sainte-Marthe, dans le fait de M. Bourdon, et dans les trois observations rapportées par M. Béhier. Aussi, sauf les cas d'hydatides suppurées ou de contusion du foie, c'est aux ulcérations intestinales, dysentériques ou autres, mais surtout dysentériques, qu'il faut le plus souvent attribuer les abcès du foie, quand ils ne dépendent pas de l'infection purulente.

Cependant, je dois vous parler, ne fût-ce que pour mémoire et afin de vous indiquer en quoi elles diffèrent des abcès ordinaires, liés à une hépatite franche, de certaines collections purulentes du foie ayant une forme et une marche toutes particulières, dont la véritable physiologie pathologique, indiquée d'abord par Monneret et par Frerichs, a plus récemment été étudiée d'une façon remarquable par un interne fort distingué de nos hôpitaux, M. Pentray. Il s'agit des inflammations dépendant d'une oblitération des voies biliaires qui, après s'être dilatées, s'enflamment et peuvent transmettre au parenchyme hépatique la phlegmasie dont elles sont devenues le siége. Ces inflammations des voies biliaires restent souvent isolées sans envahir le tissu hépatique, et, suivant la très-judicieuse expression de Monneret, elles sont à l'hépatite vraie ce que la bronchite est à la pneumonie. Les abcès qui se forment alors sont le plus souvent multiples ; ils peuvent être le résultat de dilatations ampullaires des canaux biliaires, dilatations susceptibles de s'enflammer et de suppurer, ou bien ils sont consécutifs à une hépatite interstitielle, qui elle-même est le résultat de l'épanchement de la bile dans le tissu hépatique par suite de la rupture des canalicules biliaires : Ces deux altérations peuvent, du reste, coïncider ou exister isolément. La poche de ces abcès, qui reste toujours en communication avec les canaux biliaires, lorsqu'ils succèdent à une rupture de leur paroi, ou bien qui est formée par cette paroi elle-même dilatée, contient un mélange de mucus, de bile et de pus.

Les abcès qui surviennent à la suite de l'hépatite présentent avec les précédents des différences qui ne permettent ni de les assimiler, ni de les confondre. Au contraire de ces derniers, qui sont le plus habituellement multiples et fort nombreux, ces abcès de l'hépatite sont le plus ordinairement simples. Ainsi, Rouis, sur 146 individus, n'a trouvé 110 fois qu'un seul abcès ; il en a vu 2 chez 16 sujets ; de 3 à 20 chez 17 autres ; enfin, 3 fois seulement il a constaté l'existence d'une suppuration diffuse dans le tissu hépatique. Sur 66 autopsies, Dutroulau aurait rencontré 1 seul abcès 41 fois ; dans 16 autres cas, il en a trouvé 2 ; dans 5 il y en avait 3 ; chez 6 sujets seulement il en existait davantage (1). Les abcès dus à l'inflammation du foie sont même, quand il y en a plusieurs, parfaitement isolés les uns des autres, comme cela avait lieu pour les deux que nous avons observés, tandis que ceux qui dépendent de l'inflammation des voies biliaires communiquent généralement et entre eux et avec les canaux biliaires. De plus, Rouis a vu que, dans certains abcès, le pus est directement en contact avec la substance glanduleuse ; il en était ainsi, non-seulement dans les 3 cas de suppuration diffuse qu'il a observés, mais encore dans un certain nombre d'abcès tout formés. Quand se forment ces abcès, la substance hépatique qui limite leurs parois est jaune, friable, infiltrée de pus dans une épaisseur de quelques millimètres. Plus tard s'organise la membrane pyogénique, qui n'est là, comme partout ailleurs, que le résultat de la condensation du tissu cellulaire et de la lymphe plastique déposée par l'inflammation. Cette membrane est plus épaisse que ne l'est généralement celle des poches formées par les canaux biliaires dilatés Elle est, le plus souvent, villeuse, tomenteuse à sa surface interne, comme dans le cas que nous avons observé, et

______

(1) Le total donne 68 faits au lieu des 66 indiqués en commençant ; mais cette discordance se trouve dans l'ouvrage même de Dutroulau.

c'est seulement d'une façon exceptionnelle qu'elle communique avec les canaux biliaires. Nul n'a mieux décrit que Rouis les diverses transformations qu'elle subit suivant l'âge et l'étendue des abcès qu'elle tapisse. Ces abcès présentent une cavité qui est souvent anfractueuse, surtout au début ou dans les premiers temps, et qui peut être traversée par des brides formées par les vaisseaux, qui résistent à la suppuration plus longtemps que la substance glandulaire. Plus tard, ces brides disparaissent. Les cavités, d'abord constituées par des demi-sphères creuses juxtaposées et indiquant la réunion d'un plus ou moins grand nombre d'abcès qui se sont confondus en un seul, se régularisent, prennent une forme arrondie ; tassent, en le condensant, le tissu hépatique ambiant, et vont, ou en augmentant graduellement de volume, ou en diminuant petit à petit de capacité, suivant les cas ; souvent leurs dimensions restent stationnaires.

Le foie peut avoir disparu entier par la suppuration ; mais le fait est rare ; je n'en connais qu'une seule observation recueillie par Gauverit et rapportée par Rouis. En général, la disparition du parenchyme hépatique est en rapport avec l'étendue de l'abcès ; mais il arrive souvent que la phlegmasie qui a donné lieu à la formation de l'abcès ou qui l'entretient, durant encore, le volume total du foie se trouve augmenté.

L'abcès développé dans l'épaisseur du tissu hépatique peut s'y enkyster et y demeurer en quelque sorte à l'état latent pendant un temps fort long ; c'est ce qui existe, selon toute probabilité, chez le premier malade dont j'ai eu occasion de vous entretenir au début de ces leçons, et il peut rester ainsi stationnaire jusqu'à ce qu'une circonstance nouvelle sollicite le retour des symptômes caractéristiques de l'inflammation du foie, et révèle, par des accidents souvent terribles, la présence de cette suppuration oubliée.

On s'est demandé si le pus ainsi réuni en abcès ne pourrait pas se résorber, et si ce ne serait pas là un des modes de terminaison des abcès du foie, le plus favorable que l'on puisse espérer.

On a bien trouvé, il est vrai, à la surface de certains foies des espèces de cicatrices étoilées que Mérat a prises pour les traces d'anciens abcès guéris, mais ces rencontres, toujours fortuites, n'ont été faites que dans des cas où l'on manquait de renseignements suffisants sur les antécédents des sujets, et du reste M. Louis a fait observer avec beaucoup de raison que ces prétendues cicatrices restent assez limitées à la surface de l'organe, et qu'on ne les voit pas se prolonger dans la profondeur du parenchyme et elles ne lui ont pas paru suffisantes pour lui faire admettre que l'abcès du foie soit susceptible de guérison, au moins spontanée. Je me range à l'opinion de ce judicieux observateur, et je crois que ce que l'on a pris pour des cicatrices d'abcès n'était autre chose que ces dépressions fibreuses qui se rencontrent à la surface des foies syphilitiques. Quoi qu'il en soit, cette question fort intéressante reste encore à l'étude et je crois que, pour la résoudre, il faut attendre que de nouveaux faits viennent s'ajouter à ceux qui ont été publiés jusqu'à ce jour et dont les plus favorables à l'hypothèse de la résorption spontanée sont dus à Catteloup (observation reproduite par Haspel), à Dutroulau et à Morehead.

A défaut de résorption, le pus d'un abcès hépatique peut être et est souvent évacué au dehors ; mais les voies par lesquelles se fait cette évacuation diffèrent suivant le siége qu'occupe la collection purulente, dans tel ou tel point du foie. La suppuration, je vous l'ai déjà dit, peut se développer indistinctement dans toutes les parties de la glande hépatique, qu'elle envahit quelquefois en entier ; on l'a observée même dans le lobule de Spigel, et Frerichs en a cité un exemple ; mais, en général, la fréquence des collections purulentes dans un lobe est en raison directe du volume de ce lobe, d'où il résulte que c'est dans le lobe droit que l'on trouvera le plus souvent des abcès. La connaissance du siége de la collection purulente a, ici, une certaine importance, car, d'après ce siége, vous saurez quels seront les organes vers lesquels le pus aura de la tendance à se diriger.

La première des voies ouvertes à l'évacuation du pus, et aussi la plus rationnelle, est celle qui est ouverte par les canaux biliaires. Le mécanisme par lequel se produit cette évacuation est des plus simples : la poche purulente rencontre les canaux biliaires, détruit leurs parois par un travail d'ulcération, et alors le pus, par l'intermédiaire des canaux hépatique et cholédoque, se déverse dans l'intestin et peut être rendu par les selles. Cette marche des abcès du foie est relativement rare, car M. Rouis ne l'a observée qu'une seule fois ; il existe cependant d'autres faits de cette nature relatés dans les auteurs. Ainsi, Morgagni, Charcelay, Léonard, Solmuth, ont vu des exemples d'abcès du foie communiquant avec les voies biliaires, et, d'autre part, Saunders, cité par MM. Hardy et Béhier, et M. Cambay, en ont rapporté des observations. M. Balme-Dugarry a également publié un cas analogue dans les *Bulletins de la Société anatomique* : l'abcès s'était ouvert à la fois dans le péritoine et dans les voies biliaires qui étaient dilatées. Mais je dois vous faire remarquer, à propos de ce dernier fait, qu'il me parait plutôt appartenir à la catégorie des abcès dus à l'obstruction des voies biliaires, dont je vous ai indiqué le mécanisme, bien plutôt qu'aux abcès dépendant de l'inflammation propre du tissu hépatique.

D'autres fois la collection purulente, au lieu de se frayer un passage en perforant la paroi des conduits hépatiques, vient s'ouvrir dans le réservoir de la bile : c'est ce qui s'était produit dans un cas observé par M. Cruveilhier et dans un autre fait rapporté par M. Rouis. Cette particularité anatomo-pathologique a été également constatée par M. Guérard et par M. Barth ; d'autre part, vous trouverez dans les *Bulletins de la Société de chirurgie* de 1862 la relation faite par M. Demarquay d'un exemple d'abcès de la vésicule qui s'ouvrit spontanément et donna issue à du pus et à des calculs.

Les vaisseaux qui sont en rapport avec la face postérieure du foie peuvent être la voie par laquelle se vident les abcès hépatiques. Les ouvertures dans la veine porte sont extrêmement rares; celles qui se font dans la veine cave, sans être fréquentes, se rencontrent plus souvent. Ainsi James, cité par les auteurs du *Compendium*, et M. Piorry, en ont observé des exemples: d'autre part, Valleix mentionne deux observations qui lui ont été communiquées par M. Fauvel et dans lesquelles le pus s'était déversé dans les veines sus-hépatiques. Lorsqu'un abcès se trouve situé dans le voisinage immédiat de ces dernières, il ne s'ouvre pas toujours un passage dans leur intérieur, mais alors l'infection purulente peut être le résultat d'une phlébite d'une de ces veines, dont l'inflammation aura été provoquée par la proximité du foyer purulent. Cette marche pathologique a été observée par M. Delacour, de Rennes, dans un cas dont la *Gazette des hôpitaux* a publié l'observation en 1858.

La collection purulente peut s'ouvrir dans le tube digestif et il existe dans la science plusieurs observations qui établissent que cette migration a pu être constatée même pendant la vie. M. Rouis en a rapporté des exemples : il a vu des malades qui ont rendu par les selles du sang et du pus provenant manifestement du foie. D'autre part, dans le journal *The Lancet* de 1868, Stephen H. Ward, rapportant une observation d'abcès du foie guéri, après deux ponctions successives, fait remarquer que le malade avait préablement rendu du pus par le rectum. Je pourrais vous citer d'autres exemples et vous signaler particulièrement ceux qui ont été relevés par M. Fauconneau-Dufresne, par M. Cless (de Stuttgard), et celui qu'a observé M. de Dalmas sur lui-même; mais tous ces faits manquent de la sanction anatomique indispensable pour préciser les points du canal intestinal qui ont eu à subir le travail pathologique nécessaire pour rendre possible l'évacuation du pus.

En analysant les cas beaucoup plus nombreux où un examen anatomique *post mortem* a permis de constater le siége des altérations, nous voyons que cette évacuation a pu se faire par l'estomac, par le duodénum ou par le colon. L'ouverture des abcès du foie dans l'estomac a été mentionnée par Vogel, par Luxatana, par M. Andral, par M. Dutroulau et par M. Rouis, qui a noté cinq fois cette particularité pathologique. Ce dernier observateur a vu en outre trois fois la poche purulente communiquer avec le colon transverse : cette dernière communication avait déjà été constatée par J.-L. Petit et par Pibrac; quant à l'ouverture de l'abcès hépatique dans le duodénum, Dowel et M. Rouis en ont rapporté chacun un exemple.

En présence des rapports intimes qui existent entre le foie et le péritoine, il est naturel de penser que les abcès hépatiques doivent avoir une grande tendance à se déverser dans cette cavité séreuse. Cependant, cette marche des abcès n'est pas aussi fréquente qu'on pourrait le croire, car sur 146 autopsies M. Rouis ne l'a notée que 14 fois; Victor Jacquemont et Smith en ont aussi observé des exemples, et dans un cas auquel j'ai déjà fait allusion et qui a été rapporté par M. Balme-Dugarry, l'abcès communiquait en même temps et avec les voies biliaires et avec le péritoine. Mais de tels faits sont relativement rares. Cette rareté s'explique parfaitement par la présence des adhérences péritonéales provoquées par l'inflammation hépatique, adhérences qui oblitèrent la cavité de la séreuse et établissent des rapports plus immédiats entre le foie et les organes voisins.

Cependant, on comprend que, si le pus, d'abord réuni au milieu du tissu hépatique, s'est, en se rapprochant de l'extérieur, fait jour à travers les voies biliaires, comme cela a eu lieu pour le fait de M. Balme-Dugarry, et que sur son passage il ait rencontré la vésicule, cette dernière, promptement distendue par l'irruption du liquide purulent, pourra se rompre et se vider dans le péritoine avant que des adhérences suffisamment résistantes aient eu le temps de s'établir. C'est ce qui me paraît être arrivé chez un magistrat habitant un département du centre de la France, et près duquel je fus appelé en consultation il y a quelques mois. Il avait eu une contusion du foie remontant à une époque assez éloignée, et, depuis lors, avait présenté des troubles intestinaux et des douleurs hépatiques à exacerbations assez irrégulières. Depuis quelques semaines, ces symptômes avaient pris une gravité insolite, et, lorsque je le vis, je constatai au niveau de l'hypochondre droit, un peu au-dessous du rebord des fausses côtes, la présence d'une tumeur arrondie, globuleuse, très-douloureuse au toucher, qui avait à plusieurs reprises offert des alternatives de gonflement et de diminution, dont le malade avait eu conscience et que son médecin avait parfaitement reconnues avec lui. Je m'arrêtai à l'idée d'un abcès du foie à marche insidieuse, reconnaissant très-vraisemblablement pour cause la contusion dont le malade avait conservé un souvenir extrêmement précis, et à laquelle il rapportait tous les malaises qu'il avait éprouvés depuis, et je pensai que cet abcès s'était, depuis peu, mis en communication avec la vésicule biliaire. Nous avions à redouter l'irruption prochaine du pus dans le péritoine. Malheureusement pour le malade, ces idées ne furent pas acceptées sans réserve par le médecin qui le soignait habituellement, ancien adepte de l'Ecole de Montpellier, peu familiarisé avec la précision du diagnostic anatomique, et qui voyait la goutte jusque dans cette tumeur que nous pouvions en quelque sorte saisir entre nos deux mains. Mais la suite prouva combien elles étaient fondées, car, quelques jours après, survint une aggravation subite, révélant l'invasion d'une péritonite généralisée, due, à n'en pas douter, à la rupture de la poche purulente et au passage du pus dans le péritoine, et le malade succomba sans que j'aie eu le temps de le revoir, me laissant le regret de n'avoir pu suffisamment convaincre mon confrère de la nécessité de plonger un trocart dans cette tumeur, pour faire écouler son contenu au dehors.

On voit assez fréquemment les abcès du foie s'ouvrir dans la poitrine. Si l'abcès est situé dans le lobe droit, et je vous ai dit que c'est le cas le plus fréquent, il s'étend ordinairement du côté de la surface convexe de l'organe et détermine à son niveau des adhérences intimes entre ce dernier et le diaphragme. Ce muscle ne tarde pas à être perforé par l'action du pus, et alors la collection se vide dans la plèvre ; mais, comme le plus souvent, dans de tels cas, il existe des adhérences qui oblitèrent la cavité de la séreuse, le contact du liquide purulent irrite le poumon, l'enflamme et détermine à sa surface des ulcérations qui mettent le foyer en communication avec les bronches, et lui permettent de se vider au dehors, sous forme de vomique.

Ce mode de migration des abcès hépatiques a été connu de tout temps : Hippocrate lui-même en fait mention ; mais, sans remonter aussi loin, vous en trouverez de nombreux exemples dans les auteurs modernes. Ici, je me bornerai à vous rappeler les faits observés, d'une part, par Rainken, Kunde, Stephen Ward, et, d'autre part, par MM. Béhier, Charles Bernard, Bricheteau, Delaire, Rouis et Dutroulau : ces deux derniers observateurs ont noté, le premier quatre fois et le second trente-deux fois, l'ouverture des abcès du foie dans la plèvre ou dans les bronches.

Si la collection purulente siége dans le lobe gauche du foie, elle a de la tendance, comme lorsqu'elle s'est développée dans le lobe droit, à se diriger vers le diaphragme ; mais, au lieu de pénétrer dans la plèvre ou les bronches, elle peut faire irruption dans le péricarde. Allan, Rokitansky, Graves, Fowler, Bentley, M. Rouis et M. Malherbe, ont observé des exemples d'une telle complication, et dans un cas rapporté par M. Chevasseux, le péricarde avait déjà subi un commencement de travail d'ulcération, et était sur le point d'être perforé lorsque la mort est survenue par une autre cause.

Quelquefois, au lieu de fuser vers la poitrine ou l'intestin, le pus envahit le tissu rénal, ainsi que Rayer l'a observé dans un cas où l'abcès s'était ouvert en même temps dans le duodénum : dans un cas analogue Neumann a vu le pus s'écouler par les urines. Dans un autre fait rapporté par M. Dutroulau, le rein était intact, mais le tissu cellulaire qui l'entoure avait été détruit par la suppuration.

Enfin, grâce aux adhérences qui s'établissent entre la surface du foie et les parois abdominales, le pus s'ouvre quelquefois un passage directement en venant faire saillie sous la peau, à l'extérieur ; mais dans ces cas, avant d'arriver au dehors, il peut suivre les trajets les plus variés. Ainsi, Portal, Miller et Frouh ont vu des fusées purulentes, provenant d'abcès du foie, venir perforer la peau entre les muscles du dos et des lombes. Schenkius en a observé qui étaient descendues jusqu'au niveau des cuisses et même des jambes, et Senac en a trouvé d'autres qui remontaient le long de la paroi thoracique. De son côté, M. Rouis a rapporté treize cas dans lesquels l'ouverture du foyer purulent s'était faite près de l'échancrure sternale : dans un autre cas, cette ouverture existait au niveau de l'ombilic. Dans l'observation de M. Delaire, à laquelle j'ai déjà fait allusion, l'abcès, après s'être vidé une première fois par les bronches, vint s'ouvrir au niveau du pli inguinal.

Je n'insisterai pas, Messieurs, sur les phénomènes symptomatiques qui accompagnent ces diverses terminaisons des abcès du foie : ils ressortent suffisamment de l'exposé des lésions anatomiques qui les accompagnent. Vous concevez que la mort sera la conséquence rapide, immédiate même, de la pénétration du pus dans la veine cave ou la veine porte, et de son irruption dans le péricarde. Quant aux symptômes correspondant aux autres complications que j'ai énumérées, ils diffèrent suivant les organes lésés et sont en rapport avec les fonctions de ces organes. Si le pus pénètre dans l'estomac et dans l'intestin, vous le retrouverez dans les vomissements ou dans les selles ; des faits de ce genre ont été rapportés par différents observateurs, et, entre autres, par M. le docteur A. Bertherand, qui a observé plusieurs exemples fort curieux d'abcès du foie tant en Algérie qu'au Mexique. Si le pus s'épanche dans le péritoine, il en résultera immédiatement une péritonite généralisée. L'ouverture du foyer purulent dans la plèvre et le poumon donnera lieu à des phénomènes sthéthoscopiques particuliers et à des symptômes généraux qui ne vous laisseront aucun doute sur la nature de la complication, surtout si vous constatez en même temps la brusque apparition d'une expectoration purulente abondante.

Vous devez comprendre quelle influence fâcheuse de telles complications doivent exercer sur la terminaison d'une maladie tellement grave par elle-même que, sur un total de 380 cas empruntés à MM. Rouïs, Haspel, Dutroulau et Stephen Ward, je trouve 279 décès et seulement 101 cas de guérison. Lorsque la maladie se complique, lorsque l'abcès s'ouvre dans les viscères de la poitrine ou de l'abdomen, la gravité est encore bien plus considérable ; la guérison peut se produire cependant, mais elle est relativement rare. Si nous recherchons, en effet, les résultats numériques consignés dans ces auteurs, nous voyons que, sur un total de 29 observations d'abcès du foie s'étant ouverts dans l'estomac ou l'intestin, M. Fauconneau-Dufresne n'a trouvé que 11 guérisons. Sur 8 cas d'ouverture de l'abcès dans l'estomac, M. Rouïs n'a vu que 3 guérisons, et il a constaté 3 cas de mort sur 7 observations d'abcès ouverts dans le colon.

La communication du foyer purulent avec le poumon a produit des résultats aussi souvent funestes que la pénétration du pus dans l'intestin. Il résulte, en effet, des recherches de M. Fauconneau-Dufresne que, dans ces circonstances, la mort est survenue dans la moitié des cas. De son côté, M. Rouïs a observé 30 cas de guérison et 40 cas de mort à la suite de l'ouverture de l'abcès à la fois dans la plèvre et dans les bronches.

Sans contredit, le mode de terminaison des abcès du foie le plus favorable, c'est l'ouverture spontanée par la paroi abdominale. Sans doute la mortalité reste encore considérable dans ce dernier cas, mais c'est cette terminaison qui donne les meilleurs résultats, et c'est elle que vous devrez chercher à provoquer lorsque vous vous trouverez en présence d'un abcès du foie.

IV

S'il est vrai, Messieurs, comme je vous le disais à la fin de la précédente leçon, que de toutes les terminaisons possibles des abcès du foie, la plus favorable à tous les égards soit leur ouverture à la surface cutanée, et si c'est bien celle que vous devez désirer pour les malades confiés à vos soins, vous comprenez parfaitement que ce désir ne doit pas rester à l'état d'aspiration purement platonique dans votre esprit et, si confiants que vous puissiez être dans l'intelligence de la nature médicatrice, vous ne devez pas oublier que ses efforts ont toujours besoin d'être dirigés, sous peine de devenir plus souvent nuisibles qu'utiles. Dans l'espèce, la nature, abandonnée à elle-même, peut conduire la collection purulente vers un point de l'économie où sa présence pourra devenir la cause déterminante d'accidents graves, rapidement mortels même, qu'il vous sera possible de prévenir ou mieux encore de conjurer tout à fait, si vous lui ouvrez une autre issue. C'est ce que nous aurions dû faire chez ce magistrat dont je vous ai parlé, et qui est mort par suite de la rupture, dans le péritoine, d'un abcès qu'il eût été possible d'évacuer par une ouverture pratiquée à la paroi abdominale, comme nous l'avons fait, et avec le résultat le plus favorable, chez le malade du n° 13 de la salle Sainte-Marthe, dont je vais vous rapporter l'histoire dans un instant.

Vous adopterez donc pour règle de conduite, qu'il convient de donner issue, par la paroi cutanée, au pus contenu dans les abcès du foie. Mais c'est lorsque vous aurez à mettre cette règle en pratique, que les difficultés surgiront devant vous, nombreuses et souvent insurmontables. Ce n'est pas le manuel opératoire qui vous embarrassera le plus, malgré les précautions souvent délicates et minutieuses qu'il comporte, mais bien la question de savoir quand et sur quel point vous devez opérer. Ce n'est pas, en effet, chose simple et facile que de reconnaitre la présence d'un abcès du foie avec une certitude suffisante pour se permettre de l'ouvrir, et la science contient sur ce point assez d'erreurs de diagnostic, commises par les hommes les plus expérimentés, pour que vous n'ayez pas lieu d'être trop surpris si vous venez un jour en augmenter la liste.

Ces erreurs sont de deux sortes, soit que l'on méconnaisse un abcès du foie, réellement existant, soit que l'on s'imagine en trouver un qui n'existe pas en effet.

La première de ces deux erreurs est la plus fréquente, et vous pouvez être assurés qu'elle a été commise à peu près dans tous les cas d'abcès du foie, constatés à l'autopsie, sans qu'aucune tentative ait été faite pour évacuer le pus au dehors, comme dans ceux où il s'est ouvert spontanément une issue par une autre voie que la peau. Elle s'explique, du reste, par la marche extrêmement insidieuse de la maladie, dont la rapidité ou l'extrême lenteur peuvent également induire en erreur. Ainsi M. Gaury a trouvé un vaste abcès du foie chez un soldat, qui a succombé le lendemain du jour où il avait éprouvé les premiers symptômes morbides qui lui avaient fait interrompre son service, et demander son admission à l'hôpital. MM. Haspel et Mallet citent des cas analogues, dans lesquels il n'avait certainement pas été possible de reconnaître ni même de soupçonner les abcès à marche si rapide ou si insidieuse.

D'un autre côté, M. Béhier a observé en 1869, à l'Hôtel-Dieu, un malade qui accusait, depuis plus de dix-huit mois, des troubles gastro-intestinaux graves, lorsqu'il succomba aux progrès d'un abcès occupant la majeure partie du lobe gauche du foie. Cette maladie avait été prise, pendant la vie, pour un cancer de l'estomac, et notre savant Maître, avec cette franchise que vous lui connaissez, et qui rehausse encore la noblesse de son caractère, n'a pas hésité à en faire le sujet d'une de ces excellentes leçons cliniques dont il a le secret.

L'erreur inverse qui consiste à prendre pour un abcès du foie une lésion analogue, située en dehors de cet organe, est certainement plus rare et, par une coïncidence assez singulière, il m'est arrivé deux fois de la commettre dans des conditions à peu près identiques. Il s'agissait d'un abcès du rein droit, et vous vous rappelez les pièces anatomiques que je vous ai montrées dans une précédente séance; le rein, creusé en une vaste poche purulente, et contenant des calculs, s'était insinué derrière le foie, qu'il refoulait en avant et qui, descendant de plusieurs travers de doigt au-dessous du rebord des fausses côtes, paraissait être le siége de l'inflammation développée en arrière de lui. Dans ce premier cas, je n'avais cru qu'à une simple inflammation du foie. Dans le second, j'allai plus loin, je diagnostiquai l'abcès; j'en fis même l'ouverture.

C'était chez une femme de 36 à 40 ans, que vous avez pu voir, il y a peu de mois, au n° 8 de notre salle Sainte-Geneviève. Lorsqu'elle entra à l'hôpital, elle souffrait déjà depuis plusieurs mois. Nous la trouvâmes dans le décubitus dorsal; elle présentait une teinte pâle, une face grippée, exprimant des souffrances vives et prolongées, et se plaignait d'une douleur intense au niveau de l'hypochondre droit. Nous constatâmes, en effet, dans cette région, la présence d'une saillie considérable, douloureuse spontanément et à la pression. Cette tumeur était arrondie, globuleuse, de la grosseur du poing d'un adulte et donnant manifestement une sensation de fluctuation; elle se continuait avec la matité du foie; et, quoiqu'elle fût située un peu bas, du côté de la fosse iliaque, je crus pouvoir l'attribuer à un abcès du foie; en tout cas, la présence d'une collection liquide et même purulente était évidente, et je n'hésitai pas à pratiquer une ponction, au niveau du point le plus saillant de la tumeur. Il s'écoula immédiatement environ deux cents grammes de pus jaunâtre et bien lié, et la malade éprouva un soulagement notable qui se maintint plusieurs jours, au bout desquels il ne sortit plus de pus par la canule laissée à demeure, et il survint des accidents de septicémie qui emportèrent la malade dix jours après notre opération.

A l'autopsie, nous trouvâmes un abcès siégeant, non dans le foie, mais dans le rein droit, qui avait été complétement détruit par la suppuration, et se trouvait transformé en une vaste poche purulente, anfractueuse, qui ne contenait pas de calculs. Cet organe avait contracté des adhérences tellement intimes avec le foie et l'avait tellement refoulé en bas et en avant, que ce dernier se trouvait aplati et réduit à une lame mince, recouvrant le rein dans ses deux tiers supérieurs. C'est à travers cette lame de tissu hépatique que nous avions perçu la fluctuation, et le trocart l'avait traversée pour arriver jusqu'au foyer purulent.

Comme bien vous le pensez, Messieurs, ces deux faits si analogues, que le hasard a placés sous nos yeux ont été pour moi le sujet de longues méditations, et je ne suis pas resté sans rechercher, avec la plus scrupuleuse attention, si quelque signe n'aurait pas pu permettre de reconnaître que la suppuration affectait le tissu du rein et non celui du foie. Or, je dois vous déclarer que je n'en ai trouvé aucun qui fût suffisant pour faire éviter l'erreur que deux fois j'ai commise; car, dans les deux cas, l'uretère du côté malade étant oblitéré, la vessie ne recevait d'urine que du côté sain, et cette urine ne contenait ni pus, ni sang, ni aucun produit qui pût faire soupçonner une altération aussi profonde de l'une des glandes rénales. Je suis donc obligé d'avouer que, si les mêmes faits se représentaient à mon observation, je me trouverais encore, malgré ce double avertissement, exposé à tomber dans la même erreur, faute d'avoir pu trouver un moyen certain de l'éviter; non pas que l'expérience de ces deux faits doive rester complétement stérile pour moi, mais parce que, tout en m'inspirant une plus grande réserve, elle ne m'a fourni aucun moyen pratique de résoudre une difficulté qu'elle m'a seulement appris à prévoir. Au surplus, je pense qu'étant donnée une collection purulente de la région hypochondriaque droite, il vaut mieux, s'il reste des doutes sur le siége qu'elle occupe effectivement, agir comme si elle dépendait du foie, que comme si elle appartenait au rein; car l'intervention active, toujours utile dans le premier cas, ne saurait être nuisible dans le second, et n'offrirait d'autre inconvénient que de rester parfaitement inefficace, ou de ne procurer qu'un soulagement passager, comme cela a eu lieu chez notre malade du n° 8 de la salle Sainte-Geneviève.

Quant aux signes qui permettent de diagnostiquer un abcès du foie et au traitement qu'il convient de lui opposer, je ne puis mieux vous les faire connaître qu'en vous rappelant l'histoire de notre malade du n° 13 de la salle Sainte-Marthe.

Cet homme, natif de la Savoie, est aujourd'hui âgé de 44 ans; il ne présente aucun antécédent héréditaire qui mérite d'attirer notre attention. En 1843, à l'âge de 17 ans, il quitta son pays natal pour venir à Paris, comme garçon d'office. Il se livra alors avec passion à l'usage des boissons alcooliques, principalement de l'absinthe, dont il abusait au point de se mettre dans un état complet d'ivresse, plusieurs fois par semaine. Sa santé générale ne parut cependant pas en souffrir notablement, et, à part quelques malaises passagers, il n'a eu aucune maladie sérieuse jusqu'à ces dernières années.

En 1849, il fut appelé sous les drapeaux de l'armée piémontaise. Il assista à la défaite de Novarre, séjourna successivement à Turin et à Gênes, et fut licencié un an après, au mois de décembre 1850. Il revint ensuite à Paris, où il reprit sa profession et en même temps ses anciennes habitudes, sans en ressentir de fâcheux effets jusqu'au mois d'octobre 1868. A cette époque, à la suite d'excès alcooliques plus nombreux que de coutume, il fut pris de coliques vives et de diarrhée qui fut suivie quelques jours après, de selles sanguinolentes avec ténesme anal; il présenta, en un mot, tous les signes caractéristiques d'une dysenterie. Il se plaignait d'un malaise général; il avait de la fièvre, parfois des frissons; son appétit était presque complétement perdu. Il continua cependant ses occupations, et put s'abstenir pendant quelques semaines de faire usage d'alcool; mais, au bout de trois mois, il fut obligé de cesser tout travail et d'aller consulter un médecin. Après quinze jours du traitement qui lui fut prescrit, et qui consista en purgatifs, alternant avec des préparations de sous-nitrate de bismuth, il se trouva assez soulagé pour reprendre sa vie ordinaire et revenir à l'usage des liqueurs spiritueuses, qu'il avait un moment abandonné.

Vers le 15 février de l'année 1869, il s'endormit en état d'ivresse et exposé à l'action d'un courant d'air. A son réveil, il éprouva du malaise, et eut un frisson qui se renouvela pendant la nuit et les jours suivants. Il lui survint de la céphalalgie, de la fièvre; il perdit l'appétit et il fut pris de nouvelles coliques accompagnées de selles sanguinolentes. C'est alors qu'il se décida à entrer à l'hôpital : il vint à la Pitié, dans un service voisin du nôtre, et y resta quinze jours; on avait diagnostiqué un épanchement pleurétique, pour lequel on lui prescrivit l'application d'un vésicatoire.

A sa sortie, son état ne s'était pas amélioré, et il lui fut impossible de recommencer à travailler; aussi, après avoir langui quelque temps, à bout de ressources, il prit le parti de revenir à l'hôpital, et fut reçu dans mon service le 11 mars 1869.

Au moment où je l'examinai pour la première fois, je fus frappé de l'aspect particulier qu'il présentait alors : il était très-amaigri et sa physionomie portait les traces d'une longue et profonde souffrance. Sa peau offrait une teinte jaunâtre, anémique; ce n'était pas de l'ictère, mais plutôt cette pâleur ictérique spéciale, sur laquelle j'ai déjà appelé votre attention. Il avait le pouls petit, fréquent, battant 96 fois par minute : son appétit était perdu et sa langue couverte d'un enduit saburral; son ventre était souple, mais un peu douloureux; il avait des selles liquides, fréquentes et peu abondantes.

L'examen de la poitrine ne révélait l'existence d'aucune altération siégeant du côté gauche : à droite, on constatait, par la percussion, une matité qui remontait jusqu'au milieu de la fosse sous-épineuse. L'auscultation permettait d'entendre quelques râles sous-crépitants disséminés, avec un léger bruit de frottement, mais on n'obtenait que des résultats négatifs lorsqu'on faisait parler ou tousser le malade.

Le symptôme sur lequel il appelait particulièrement notre attention était une douleur vive, profonde, qu'il éprouvait au niveau de l'hypochondre : cette douleur s'irradiait jusqu'au-dessous de l'omoplate.

En explorant la région de l'hypochondre, on constatait qu'elle était manifestement déformée et que la saillie qui existait à son niveau avait effacé la trace des espaces intercostaux inférieurs. Cette saillie ne s'étendait pas en haut au delà du mamelon; en bas, elle descendait jusqu'à la dernière fausse côte. La tumeur que formait cette saillie était mate à la percussion, elle était rénittente, et, lorsque à sa surface on exerçait une pression, même légère, on déterminait une douleur vive qui s'irradiait vers l'épaule, le long de la paroi thoracique, jusqu'au rachis et plus particulièrement du côté de l'épigastre.

En présence de tels symptômes, je vous avoue que je restai d'abord dans l'indécision au sujet du diagnostic que je devais formuler. Il existait bien chez ce malade quelques signes qui pouvaient faire croire à une pleurésie, mais ces signes ne présentaient pas un ensemble complet, et, de plus, ils affectaient une allure tellement anormale que j'éloignai presque aussitôt l'idée d'un épanchement pleurétique. Ce qui frappa surtout mon attention, ce fut cette douleur développée par la pression, au niveau de l'hypochondre droit, et surtout cette saillie formée par l'élévation des fausses côtes qui étaient déjetées en dehors, et déterminaient une augmentation notable de la demi-circonférence du côté droit du tronc, qui, mesurée au cystomètre, était, à ce niveau, supérieure de 4 centimètres à celle du côté gauche.

Ne pouvant admettre l'idée d'un épanchement pleural, et, en présence de la dysenterie qui avait marqué le début des accidents, et qui persistait encore au moment de mon examen, je songeai à la possibilité d'un abcès du foie. Cette hypothèse devint pour moi une certitude, lorsque, quelques jours après, en examinant la tumeur, je la trouvai augmentée de volume, plus saillante et manifestement fluctuante.

Jusqu'à ce moment, j'avais eu recours aux émissions sanguines et aux vésicatoires, mais sans résultat avantageux appréciable. Mes doutes étant alors complétement dissipés, je résolus d'ouvrir l'abcès que j'avais diagnostiqué, et, dans ce but, je fis appliquer un cautère avec la pâte de Vienne sur le point le plus culminant de la tumeur, qui se trouvait situé vers la partie externe du septième espace intercostal.

Je voulais, en suivant le procédé de Récamier, détruire, par des applications successives de caustique, la couche de tissus recouvrant la collection purulente, et n'arriver ainsi à pénétrer dans le foyer qu'après avoir provoqué des adhérences intimes entre la face convexe du foie et la paroi abdominale; pour qu'au moment où l'abcès se viderait, son contenu ne pût pas fuser dans la cavité péritonéale. Mais ce procédé, qui peut être excellent lorsqu'il s'agit d'un kyste hydatique, avait, dans le cas actuel, un énorme inconvénient, celui d'être infiniment trop lent, car l'état du malade empirait de jour en jour. Il avait, chaque soir, des redoublements de fièvre, avec frissons et sueurs profuses; sa soif était vive; ses forces l'abandonnaient; il avait une diarrhée presque incessante et était à peu près sans sommeil.

En présence de cet état si alarmant, comprenant que les applications successives de pâte de Vienne se succéderaient à des intervalles trop éloignés pour que le malade pût résister jusqu'à la fin de ce traitement, je résolus de brusquer les choses, et, afin d'être plus sûr de mon fait, je pratiquai une ponction exploratrice au milieu de l'eschare, sur le point le plus culminant de la tumeur fluctuante dont je vous ai parlé. Il ne sortit qu'une gouttelette de sang par la canule de mon trocart. Je n'en persistai pas moins dans mon diagnostic, et le lendemain, convaincu que mon malade ne tarderait pas à succomber, si je n'intervenais pas d'une façon active et efficace, je renouvelai ma ponction exploratrice, en introduisant cette fois mon trocart à deux centimètres au-dessous du point que j'avais inutilement ponctionné la veille. Je m'éloignais ainsi de la cavité thoracique et de la plèvre pour me rapprocher de la cavité abdominale et du foie. Cette seconde ponction donna issue à du pus bien lié, mêlé d'un peu de sang.

Je n'osai pas encore ouvrir largement de peur de tomber dans la cavité abdominale; mais, renonçant au procédé de Récamier, j'eus recours à celui plus rapide de Bégin, modifié par Graves, et qui consiste à faire une incision de la peau et des couches sous-jacentes—jusqu'au péritoine, suivant Bégin—jusqu'à une petite distance de cette membrane, suivant Graves; — et c'est à cette dernière pratique que je m'arrêtai — puis à placer une couche de charpie dans la plaie, pour que l'inflammation, s'étendant à la séreuse péritonéale, provoque des adhérences qui permettent, au bout d'un certain temps, d'ouvrir largement l'abcès, sans craindre que son contenu s'épanche dans la cavité abdominale. Mais, si rapide que dût être ce travail adhésif, la marche des accidents ne me permit pas d'attendre qu'il fût réalisé, et, dès le lendemain, n'osant pas encore ouvrir largement l'abcès avec le bistouri, je crus cependant utile de le vider au plus vite, et je le ponctionnai avec un gros trocart à paracentèse abdominale.

Il s'écoula aussitôt au moins 250 grammes de pus phlegmoneux, bien lié, mais de couleur rougeâtre lie de vin. Une sonde en gomme élastique fut introduite à travers la canule du trocart, que je retirai ensuite, pour laisser la sonde à demeure. Cette dernière fut fixée aux pièces de pansement; elle donna issue pendant toute la journée et la nuit suivante à une sorte de putrilage ressemblant à du pus concret mêlé de sang.

Le malade prit du bouillon et du vin; on lui donna, en outre, 4 grammes de diascordium.

Il passa une nuit plus calme, eut moins de fièvre et surtout moins de sueurs; aussi, le lendemain, son pouls était moins fréquent, la chaleur de sa peau moins ardente; sa tumeur s'était affaissée en partie. La poitrine, examinée avec soin, ne révélait aucun bruit anormal; les mouvements d'inspiration et d'expiration n'avaient aucune influence sur l'écoulement du liquide, qui se faisait d'une façon à peu près continue par la sonde.

La ponction a été pratiquée le 3 juin. Dès le 5 juin, le malade se trouva infiniment mieux; les nuits précédentes, il les passait sans sommeil, tandis que la nuit dernière il a fait, à plusieurs reprises, des sommes assez longs et qui l'ont reposé. Le frisson, qui a eu lieu à 4 heures du soir, n'a duré qu'une demi-heure; tandis que les autres jours, il durait deux heures environ. Les sueurs sont toujours abondantes après le frisson, mais moins profuses.

Les douleurs, qui existaient dans l'hypochondre, sont devenues plus sourdes, plus profondes; cependant la moindre pression leur rend toute leur acuité. La diarrhée ne persiste plus; pas d'envie de vomir. Comme depuis la veille il ne s'est rien écoulé par la sonde, on remplace cette dernière par une sonde d'un plus fort calibre; à l'aide d'une seringue on injecte de l'eau tiède dans le foyer, et l'écoulement se rétablit. On maintient toujours la sonde à demeure.

Le soir, au moment des sueurs, le pouls est à 128, la température dans l'aisselle est de 37°8.

Trois jours plus tard, le 8 juin, l'état général est sensiblement meilleur. Le malade mange avec appétit, n'a plus de diarrhée. On commence à faire matin et soir des injections dans le foyer purulent avec de l'eau phéniquée.

9 juin. L'écoulement du putrilage est toujours le même, seulement il est mélangé de sang presque pur; la veille, le malade n'a pas eu de frisson, les sueurs ont été moins abondantes.

11 juin. On remplace la sonde par un tube à drainage, pour rendre plus facile le lavage du foyer; le liquide qui sort de la cavité, présente toujours le même aspect.

12. Le pouls est à 88. Le malade dort bien, mange avec appétit. La diarrhée

n'est pas revenue. On peut évaluer à un verre ordinaire, la quantité de matière qui s'est écoulée dans les vingt-quatre heures.

Je ne suivrai pas plus longtemps cette observation jour par jour; il me suffit de vous dire qu'à partir de cette époque l'amélioration notable qui s'était si rapidement produite dans l'état du malade persista, et ne fut entravée un moment que par une légère rechute de sa dysenterie; j'eus soins, du reste, de chercher à activer sa guérison par l'administration des toniques, du quinquina, du vin et par une bonne alimentation.

Il y a un an que cet homme est soumis à notre observation, et il y a plusieurs mois que je l'ai montré à mes collègues de la Société médicale des hôpitaux. Aujourd'hui, bien que l'ouverture de son abcès ne soit pas encore complétement fermée et qu'il persiste à ce niveau une fistule, par laquelle il s'écoule encore chaque jour quelques grammes de pus, nous pouvons le considérer comme guéri. Son appétit est revenu: il a repris ses forces et son embonpoint, et il pourrait sortir de l'hôpital, si je ne tenais à le garder jusqu'à la complète oblitération de sa fistule, oblitération qui ne tardera pas à se produire sous l'influence des injections iodées, auxquelles je n'avais pas voulu avoir recours au début, et qui depuis plusieurs semaines sont faites chaque jour, dans l'intérieur du foyer (1).

Si chez ce sujet la convalescence a présenté une aussi longue durée, cela tient uniquement à cette circonstance que l'ouverture, pratiquée pour permettre au pus de s'écouler au dehors, avait une étendue trop peu considérable. Vous avez vu en effet que l'état du malade, la gravité des symptômes qu'il présentait, l'imminence d'une mort prochaine, si je tardais à agir, m'avaient mis dans la nécessité d'intervenir d'une façon plus hâtive que je me l'étais proposé tout d'abord; alors j'avais à redouter, en incisant trop largement, de dépasser la limite de formation des adhérences, qui n'étaient peut-être même pas encore solidement établies, entre le foie et le péritoine pariétal, et j'ai mieux aimé m'exposer aux inconvénients d'une guérison plus lente tout en m'assurant les bénéfices d'une sécurité plus grande. En cas pareil, une durée de quelques mois de plus dans la convalescence n'a qu'une importance secondaire, si, à ce prix, on évite des accidents mortels.

Il me reste, vous ai-je dit, des doutes relativement à la question de savoir si les adhérences étaient établies entre le foie et la paroi abdominale au moment ou j'ai ponctionné l'abcès, et c'est parce que ces doutes ne pouvaient être levés que j'ai laissé une sonde à demeure. Ce moyen, conseillé par Jobert et adopté par Cambay, est, en effet, excellent pour provoquer des adhérences qui n'existeraient pas au moment de la ponction; il offre sur les autres procédés dont je vous ai parlé — et

(1) Après être resté quelques mois encore dans le service, en qualité d'infirmier, cet homme a quitté l'hôpital parfaitement guéri.

que vous m'avez vu successivement essayer chez notre malade — cet avantage immense de pouvoir être employé sans préparation antérieure, et de permettre de vider complétement une collection hépatique dès qu'on a constaté sa présence; aussi est-ce de tous les procédés celui auquel je donne maintenant la préférence, non-seulement pour les abcès, mais même pour les kystes hydatiques du foie.

Je ne vous rappellerai pas, Messieurs, toutes les observations consignées dans la science d'abcès du foie guéris par l'incision ou la ponction. Cette méthode de traitement est la seule logique et rationnelle, et elle est tellement efficace que vous trouverez dans les recueils scientifiques quelques cas extrêmement intéressants où la ponction a été pratiquée à plusieurs reprises et toujours avec succès chez le même malade, atteint, selon toute probabilité d'abcès multiples.

Mais, ce que je veux vous signaler, en terminant, c'est cette couleur lie-de-vin du pus, que vous n'êtes pas sans avoir remarquée chez notre malade et qui est assez caractéristique des abcès du foie. Elle avait été déjà signalée par Dupuytren, et, au point de vue de la confirmation du diagnostic, son importance ne saurait être contestée; mais elle est, paraît-il, bien plus grande encore au point de vue du pronostic. De l'ensemble des faits connus il résulte, en effet, que les abcès du foie qui fournissent ce pus rougeâtre, lie-de-vie, sont susceptibles d'une guérison plus rapide et plus sûre que ceux qui fournissent un pus blanc crêmeux. Haspel qui, sur 8 abcès du foie qu'il a ouverts, a vu 5 cas de mort et 3 cas de guérison, a remarqué que dans les 5 cas mortels le pus était blanc, tandis que dans les 3 cas favorables il était couleur lie-de-vie, ce qui dépend, suivant lui, de la date plus récente de la collection purulente et de son défaut d'enkystement, qui permet aux parois du foyer de revenir plus facilement sur elles-mêmes pour se cicatriser.

Anatomie pathologique du Phlegmon péri-utérin

- La question de savoir si parmi les inflammations qui surviennent très-fréquemment au pourtour de l'utérus, même en dehors de l'état puerpéral, il en est qui affectent le tissu cellulaire rétro-utérin, a donné lieu à d'assez sérieuses contestations, pour qu'il y ait intérêt à mettre en lumière tous les faits capables de permettre de la résoudre. Mais ces faits sont excessivement rares, et déjà, en 1855, alors que la controverse n'était pas encore soulevée, et que rien ne me faisait penser que l'on pourrait un jour contester ce titre de ma thèse : *de l'Inflammation du tissu cellulaire qui environne la matrice, ou du Phlegmon péri-utérin*, j'eus soin, néanmoins, de constater la profonde ignorance dans laquelle l'absence d'autopsie nous laissait, relativement à la détermination scientifique, de la nature même et du siége anatomique des lésions caractéristiques de cette affection.

Peu de temps après, cependant, MM. Bernutz et Goupil, ayant eu occasion de faire l'autopsie d'une femme qui avait présenté tous les symptômes attribués au phlegmon péri-utérin, reconnurent, à leur grande surprise, qu'il n'y avait aucune altération du tissu cellulaire, mais bien une péritonite circonscrite à l'excavation pelvienne. De ce fait, qu'ils rapprochèrent de quelques autres analogues, nos deux collègues conclurent, un peu trop prématurément, à mon avis, non-seulement que le phlegmon péri-utérin n'existe pas, mais même qu'il ne peut exister, car il lui manque l'élément indispensable pour sa formation : aucune couche de tissu cellulaire ne se trouvant en arrière de l'utérus, entre cet organe et le point où, après leur réflection, le péritoine et le vagin sont adossés l'un à l'autre. Ils attribuèrent donc à une péritonite circonscrite, dénommée par eux *pelvi-péritonite*, les symptômes que, à l'exemple de MM. Henri Bennet, Valleix, Huguier et Gosselin, j'avais cru pouvoir rapporter au phlegmon péri-utérin. Il est bien certain que le péritoine est plus ou moins enflammé dans la majeure partie de ces faits, surtout dans ceux qui offrent assez de gravité pour se terminer par la mort, et l'on doit rendre aux très-consciencieuses recherches de MM. Bernutz et Goupil, cette justice de reconnaître que ce sont elles qui nous ont appris à déterminer la part revenant à la péritonite dans une maladie qui, comme toutes les inflammations, a la plus grande tendance à se propager de proche en proche. Mais, ce n'est pas seulement le péritoine pelvien qui se trouve ainsi envahi par voisinage; on voit tout aussi bien les ovaires, les trompes et l'utérus lui-même, participer à l'inflammation, en même temps que le tissu cellulaire péri-utérin, quel que soit celui de ces organes ou de ces tissus dans lequel elle ait eu son point de départ. C'est pourquoi, de toutes les dénominations proposées, la plus conforme à la réalité des faits me paraît être celle de PHLEGMASIE PÉRI-UTÉRINE, que j'ai définitivement adoptée, d'après les judicieuses réflexions consignées dans le livre d'Aran. Il est très-vrai que l'inflammation se généralise ainsi, dans les cas les plus compliqués, dans ceux qui peuvent donner lieu à des examens nécroscopiques; mais, ces divers éléments, la pelvi-péritonite, l'ovarite, la salpynguite, le phelgmon péri-utérin — qui, réunis, constituent la phlegmasie péri-utérine, peuvent se présenter isolément — et l'expérience m'a appris qu'on arrive sans trop de difficulté à les différencier cliniquement les uns des autres.

Je n'ai pas à indiquer actuellement les signes sur lesquels je me fonde pour établir ce diagnostic différentiel, et je ne veux m'occuper que du phlegmon péri-utérin, dont l'existence est rendue évidente par une pièce que j'ai eu l'honneur de mettre sous les yeux de l'Académie de médecine .

Les pathologistes qui ne révoquent pas son existence en doute, l'avaient divisé en quatre espèces ou variétés, d'après la place qu'il peut occuper au pourtour de l'utérus. L'existence des plegmons latéraux, occupant la base des ligaments larges, n'a jamais été contestée; celle du phlegmon anté-utérin, siégeant entre la face postérieure de la vessie et la face antérieure de l'utérus, ne l'est plus, depuis qu'on a fait voir, en 1858, à la Société anatomique, un fort bel abcès occupant cette région; reste donc le phlegmon rétro-utérin.

Ce dernier ne pourrait, dit-on, se produire faute de tissu cellulaire; c'est ce que je ne saurais admettre en aucune façon, car bien des fois j'ai disséqué et montré à mes élèves la couche de tissu cellulaire mince, déliée, lamelleuse, qui occupe l'espace compris entre la face postérieure du col de l'utérus, d'une part, et l'adossement du vagin et du péritoine, d'autre part. Elle est très-évidente sur une pièce que je conserve, et je la retrouve parfaitement indiquée sur une des figures du livre de M. Courty que je reproduis ci-contre.

A ceux qui s'étonneraient que cette mince et délicate toile cellulaire pût devenir le siége de tumeurs phlegmoneuses, d'un volume aussi considérable que celles dont nous constatons la présence dans cette région, je répondrai que la couche de tissu cellulaire contenue dans l'épaisseur des paupières est au moins aussi mince, aussi ténue, aussi lamelleuse, et que cependant l'érysipèle phlegmoneux de la face y développe des tumeurs dont tout le monde a pu apprécier le volume.

De semblables phlegmons se peuvent produire au même titre dans le tissu cellulaire rétro-utérin. L'analogie nous les fait admettre, et quoique, depuis vingt ans que mon attention est dirigée sur ce sujet, l'anatomie pathologique ne m'eût pas encore permis de démontrer péremptoirement leur existence, elle n'avait jamais été douteuse pour moi, et j'attendais avec patience qu'un fait me permît de l'établir

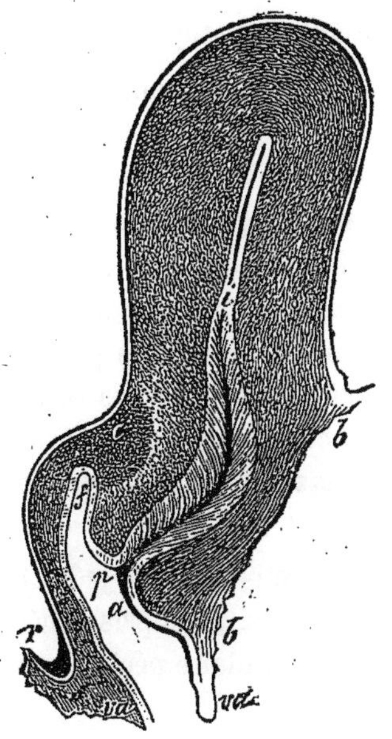

Coupe verticale antéro-postérieure de l'utérus. — *i*, isthme séparant la cavité du corps de celle du col. — *a*, lèvre antérieure du museau de tanche. — *p*, lèvre postérieure. — *f*, sinus ou cul-de-sac postérieur vagino-utérin. — *va, va,* vagin. — *b, b,* adhérences de la vessie urinaire à la face antérieure du col utérin. — *r*, réflexion du péritoine de la face postérieure de l'utérus et du vagin sur le rectum. — *c*, point de départ des ligaments suspenseurs utéro-lombaires. — Le tissu conjonctif rétro-utérin occupe tout l'espace compris entre les points *c, r, f.*

scientifiquement. J'ai une première fois trouvé, à la salle d'autopsie, une pièce qui n'était pas sans valeur à ce point de vue; mais la malade n'était pas morte dans mon service, je manquais de renseignements suffisants sur les symptômes qu'elle avait présentés pendant la vie; aussi, quoiqu'il me fournît des indications fort intéressantes pour mon instruction personnelle, ce fait ne m'a pas paru assez démonstratif pour que je songeasse à le publier. Il n'en est plus de même de celui que je viens d'observer tout dernièrement, et que j'ai suivi dans tous ses détails.

Il s'agit d'une femme de 32 ans, fille publique ayant eu plusieurs fois déjà, du côté des organes génitaux internes, des accidents inflammatoires pour lesquels elle avait été traitée dans différents services hospitaliers de Paris, et qui avaient toujours été combattus efficacement par des émissions sanguines (sangsues, ventouses scarifiées). Toutefois, les excès de coït, surtout au moment de l'époque menstruelle, ramenaient souvent le retour des phénomènes morbides. C'est dans ces conditions qu'elle réclama mes soins pour la première fois, le 7 novembre 1871 : elle avait alors de la fièvre, de l'inappétence, sans nausées ni vomissements; son ventre, un peu chaud à l'hypogastre, était à peine tendu et modérément douloureux à la pression. Je trouvai, par le toucher vaginal, le col de l'utérus légèrement dévié à gauche et en avant, repoussé qu'il était par une tumeur qui occupait le cul-de-sac latéral droit et se prolongeait en arrière du col, l'enchatonnant en quelque sorte, pour se terminer en s'effilant au niveau du cul-de-sac latéral gauche. Cette tumeur chaude, très-douloureuse à la pression, était résistante sous le doigt, et on y sentait des battements artériels témoignant de sa nature phlegmasique.

A l'autopsie, nous trouvâmes la cavité abdominale remplie de pus, le mésentère et le grand épiploon rouges, épaissis, poisseux; les anses intestinales réunies par des adhérences de formation récente. Tous les organes contenus dans la cavité du petit bassin étaient agglutinés entre eux. On voyait, en arrière de l'utérus, une poche purulente interposée entre la matrice et le rectum et contournée latéralement par les trompes considérablement tuméfiées et épaissies. Il était difficile de retrouver les ovaires au milieu de ces tissus enflammés, mais une section permit de les reconnaître à leur structure, et sur celui du côté gauche nous vîmes des vésicules de de Graef ayant les dimensions d'un noyau de cerise et contenant du pus; les trompes elles-mêmes, sectionnées transversalement, contenaient du pus, quoique leur cavité ne fût pas dilatée.

Il y avait donc, ainsi que cela arrive toujours en cas pareil—comme je le disais en commençant—inflammation de tous les organes péri-utérins, y compris le péritoine, mais il restait à rechercher dans quelle mesure le tissu cellulaire péri-utérin participait à cette inflammation si généralisée.

Pour cela faire, j'ai cru nécessaire d'examiner ce tissu en procédant de bas en haut. Par une dissection attentive, j'ai séparé le rectum du vagin. Je suis alors tombé dans un foyer purulent, dans lequel j'ai pénétré sans avoir sectionné le péritoine et qui était bien celui qui avait été formé par la suppuration du phlegmon, constaté pendant les premiers moments où nous avons vu la malade, car un petit pertuis, résultant de l'ouverture spontanée de l'abcès, faisait communiquer ce foyer avec le cul-de-sac postérieur du vagin. Les parois de cet abcès sont anfractueuses et constituées exclusivement par du tissu cellulaire condensé, elles sont tapissées par une véritable membrane pyogénique à surface tomenteuse, irrégulière et n'ayant aucunement l'aspect d'une séreuse, comme le péritoine. De chaque côté, on trouve de gros noyaux de tissu cellulaire indurés, ayant la grosseur d'une noix et contenant dans leur épaisseur des ganglions lymphatiques tuméfiés.

C'est là, à n'en pas douter, un véritable abcès phlegmoneux. Supérieurement, il communique, par des ouvertures multiples, avec une poche purulente plus étendue, sur le siége précis de laquelle la dissection ne m'a pas suffisamment édifié. Mais, lorsque reprenant mon examen par la surface péritonéale, j'ai détaché l'utérus de cette poche purulente, qui lui adhérait à sa face postérieure, j'ai pu rompre facilement les néo-membranes au moyen desquelles se faisait cette adhérence, et arriver ainsi jusqu'au point où le péritoine se réfléchissait de la face postérieure du corps de l'utérus sur cette poche qui, située entre la face postérieure de l'utérus et la face antérieure du rectum, se trouvait ainsi être manifestement en dehors de la cavité séreuse. Cette continuité du péritoine est parfaitement évidente sur la pièce que j'ai eu l'honneur de présenter à l'Académie, et il ne saurait y avoir le moindre doute à cet égard.

Il en résulte donc que sur cette pièce, nous avons, au-dessous du péritoine, entre le vagin et le rectum, un véritable abcès phlegmoneux, affectant le tissu cellulaire de la région, et que, par conséquent, le phlegmon rétro-utérin existe bien réellement et ne doit pas être considéré, ainsi qu'on avait proposé de le faire, comme un mythe pathologique;

Quod erat demonstrandum.

Absence de l'Utérus et du Vagin

(UTÉRUS DEFICIENS)

Messieurs,

Plusieurs d'entre vous ont pu entendre il y a peu de temps une excellente leçon clinique de M. Richet, que l'UNION MÉDICALE a publiée au commencement de cette année, et dans laquelle le savant professeur, après avoir donné la relation d'un fait extrêmement intéressant d'absence de l'utérus et du vagin, s'est appuyé sur les données fournies par l'embryogénie pour expliquer ce vice de conformation, et justifier la résolution, fort sage, qu'il a prise de ne tenter aucune opération pour y remédier.

L'esprit est certainement aussi satisfait qu'il soit possible de le désirer par cet exposé si net et si lucide de l'état de la science, et il n'y a personne qui, après avoir suivi la savante discussion de M. Richet, puisse se refuser à adopter les conclusions théoriques et pratiques qu'il en a si logiquement déduites. Mais, tout en se déclarant convaincus, il en est quelques-uns peut-être parmi vous qui ne seraient pas fâchés de pouvoir connaître, autrement que par intuition, l'état exact dans lequel se trouvent les organes génitaux internes de la femme dont les organes externes ont été si bien décrits.

Je crois pouvoir répondre à ce sentiment de curiosité bien légitime en mettant sous vos yeux les pièces d'anatomie pathologique provenant de l'autopsie d'un sujet qui se trouvait dans des conditions absolument identiques et dont l'étude m'a paru, pour cette raison, de nature à compléter d'une façon tout à fait saisissante celle qui a pu être entreprise à l'occasion du fait de M. Richet (1).

La femme dont il s'agit était âgée de 60 ans lorsqu'elle est entrée dans mon service de l'hôpital de la Pitié, pour une cirrhose du foie, à laquelle elle a succombé. Elle était de taille moyenne, forte, vigoureuse, bien constituée, et avait toujours

---

(1) Cette observation, recueillie en 1869, a été déjà publiée, par mon interne M. Villard, dans le numéro du 6 juin 1870 de la *Revue photographique des hôpitaux de Paris,* dont la planche XVIII est reproduite dans une des figures ci-contre, et j'ai encore entre les mains la pièce anatomique qui a été présentée successivement à deux Sociétés savantes (la Société anatomique et la Société de médecine légale).

joui d'une bonne santé jusqu'au moment où elle éprouva les premiers symptômes de la maladie qui la conduisit à l'hôpital. Elle ne présentait aucune conformation vicieuse apparente du squelette ; ses seins étaient peu développés. A son entrée à la Pitié, lorsqu'elle fut interrogée sur ses antécédents, et en particulier sur l'état de sa menstruation, elle répondit qu'elle n'avait jamais été réglée. Le toucher vaginal, pratiqué immédiatement, montra que le doigt introduit dans la vulve ne pouvait pénétrer au delà de la première phalange et se trouvait arrêté immédiatement par un obstacle infranchissable. Si on poussait plus loin l'examen, en s'aidant du toucher rectal combiné avec la palpation abdominale, on ne trouvait en avant du rectum aucune résistance pouvant permettre de reconnaître l'utérus, même à l'état rudimentaire, ou les ovaires.

La malade donnait les renseignements suivants relatifs à ses fonctions génitales : elle n'avait jamais eu d'hémorrhagies supplémentaires, soit du côté des reins, ou des poumons, soit vers d'autres organes. A aucune époque de son existence, elle ne se souvenait d'avoir éprouvé de douleurs revenant périodiquement tous les mois et annonçant un molimen hémorrhagique.

Cette femme s'est mariée deux fois, la première à l'âge de 17 ans ; mais, ni avec son premier, ni avec son second mari, non-seulement elle n'a jamais éprouvé la moindre sensation voluptueuse pendant le coït, mais toutes les tentatives faites pour accomplir cet acte lui ont été pénibles et douloureuses, quoiqu'elle s'y prêtât volontiers. Elle ne demandait, ni ne désirait les rapprochements sexuels ; elle subissait les caresses de son mari avec la plus grande indifférence et dans le but seul de lui être agréable. Jamais, suivant le dernier, elle n'a fait auprès de lui la moindre tentative provocatrice à ce sujet, car, ajoutait-il, « ce n'était pas là son fort ; » en outre, elle nous a dit elle-même n'avoir jamais eu le moindre désir érotique, même en rêve.

Après quelques semaines de séjour à l'hôpital, cette femme succomba aux progrès de son affection hépatique ; voici les résultats fournis par son autopsie en sus des lésions du foie, sur lesquelles nous n'avons pas à nous arrêter en ce moment.

Les organes génitaux externes sont bien conformés : le pubis est recouvert de poils, la vulve offre son aspect normal ; les grandes lèvres n'ont rien de spécial ; mais les petites sont saillantes, flétries et présentent une coloration brunâtre, indice d'excitations répétées ; ce qui ne concorde pas avec l'excessive indifférence qui nous a été signalée. Le clitoris est bien conformé, de dimensions normales et « bien encapuchonné. »

Après avoir écarté les petites lèvres, on voit que le vagin n'existe pas et se trouve représenté par une dépression de 4 centimètres seulement, qui se termine en infundibulum. L'orifice externe de l'urèthre est refoulé au fond de cet infundibulum, et à sa partie supérieure; au-dessous de lui, on aperçoit une saillie représentant le tubercule antérieur du vagin.

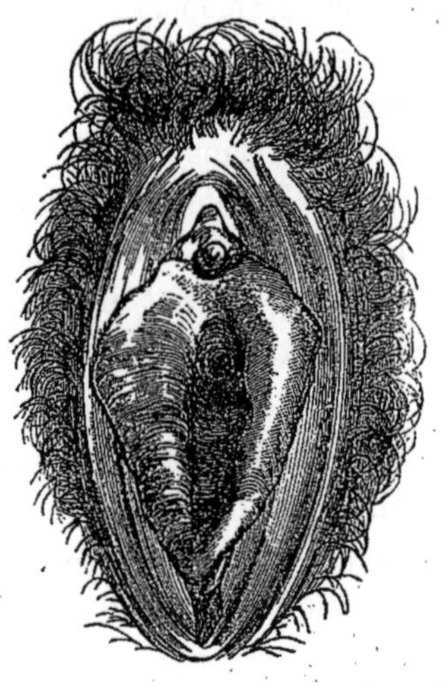

Aspect extérieur de la vulve. Les petites lèvres écartées permettent de voir le méat urinaire, situé plus en arrière qu'à l'état normal et occupent la partie supérieure de l'infundibulum, de 4 centimètres de profondeur, produit par le refoulement des parties. Le clitoris a sa conformation physiologique.

Il n'existe pas d'utérus, et dans la région qu'il devrait occuper, on constate la présence d'une bande fibreuse de quelques millimètres d'épaisseur, que le toucher rectal n'aurait jamais pu faire reconnaître. Cette bande est située à environ 6 centimètres de l'extrémité postérieure de l'infundibulum qui représente le vagin : dans l'intervalle qui sépare ce dernier de la bande fibreuse, la paroi postérieure de la vessie est en contact immédiat avec la face antérieure du rectum, dont elle n'est séparée que par une mince couche de tissu cellulaire.

Le cordon fibreux qui occupe la place de l'utérus est à peu près cylindrique, et n'a pas plus de 3 millimètres de diamètre. En arrière, entre lui et le rectum, se trouve un cul-de-sac péritonéal ayant 4 centimètres de profondeur : en tirant sur la séreuse, on remarque à sa surface des plis qui rappellent les replis de Douglas. Cette bande fibreuse a 12 centimètres environ de longueur; elle est étendue transversalement au-dessus du détroit supérieur du bassin, en arrière de la vessie, et décrit une courbe à concavité postérieure dont les extrémités se terminent dans chaque fosse iliaque au niveau de la symphyse sacro-iliaque, par un petit tubercule arrondi, au-dessus duquel elles se bifurquent. Les branches de bifurcation sont représentées à droite et à gauche : l'une, située en dehors, par la trompe de Fallope bien conformée avec son pavillon frangé; l'autre par un ligament auquel est appendu l'ovaire également bien conformé et situé plus en dedans.

A droite, la trompe a 8 centimètres de longueur; un mince fil métallique introduit dans son pavillon pénètre de 3 centimètres 1/2 : sur son trajet on voit quelques petits kystes du volume d'un grain de millet, qui ne diffèrent pas de ceux que l'on rencontre d'ordinaire dans cette région. Le ligament de l'ovaire a 3 centimètres de lon-

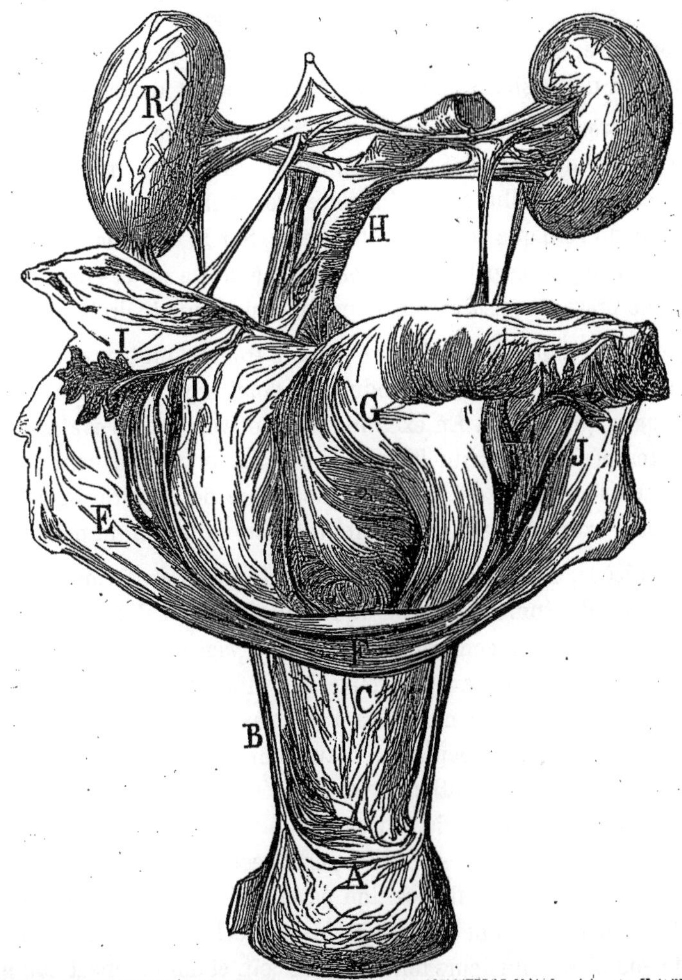

A — Face postérieure de la vessie, qui a été rabattue en avant sur le pubis, après dissection du péritoine, relevé lui-même vers le cordon F, qui représente l'utérus rudimentaire.

B — Uretère du côté droit. Celui du côté gauche est également conservé. Ils se rendent tous les deux au fond de la vessie A.

C — Face antérieure du rectum, côtoyée à droite et à gauche par les deux uretères, et que rien ne séparait de la face postérieure de la vessie A.

F — Cordon fibreux transversal de 3 millimètres d'épaisseur, représentant l'utérus rudimentaire. La lame de péritoine qui tapissait la face postérieure de la vessie lui est adhérente et se prolonge latéralement dans les directions de E et de J.

D — Ovaire droit. L'ovaire gauche, qui occupe une situation symétrique, n'a pas reçu de lettre indicative.

— Pavillon de la trompe du côté droit.

J — Pavillon de la trompe du côté gauche.

E — Point de bifurcation du cordon formant l'utérus rudimentaire, d'où partent la trompe I et le ligament de l'ovaire D. En ce point existe un petit tuberculé fibroïde. — Semblable disposition se retrouve à gauche.

G — Rectum. Portion contenue dans l'excavation pelvienne. — H, Aorte. — R, Rein droit.

guéur, et l'ovaire lui-même 3 centimètres 1/2 dans son diamètre longitudinal. Cet organe est rugueux, couvert de petits kystes, analogues à ceux de la trompe; son enveloppe est dure, épaisse ; *il ne contient pas trace de corps jaunes,* mais dans son intérieur on voit des vésicules de de Graaf parfaitement reconnaissables.

A gauche, la trompe a 8 centimètres de longueur; elle est perméable dans une étendue de 3 centimètres 1/2. Le ligament de l'ovaire a 28 millimètres et l'ovaire 25 millimètres dans son plus grand diamètre. Ce dernier est un peu incliné en dedans et plus éloigné du rein que celui du côté opposé. Sur le trajet de la trompe et sur l'ovaire, on ne trouve pas les petits kystes observés à droite sur ces organes. A la coupe, l'ovaire gauche présente absolument le même aspect que le droit.

De chaque côté, en arrière de l'ovaire et de la trompe, on trouve un infundibulum péritonéal dans lequel on peut introduire le doigt: cet infundibulum existe plus marqué à gauche qu'à droite. En examinant attentivement les ovaires, on remarque des adhérences péritonéales qui fixent ces organes principalement à droite, où des brides fibreuses s'étendent de la partie supérieure de l'ovaire jusqu'au point qui correspond assez exactement à l'extrémité inférieure du rein du même côté.

De ce qui précède, il résulte bien clairement que la conformation extérieure de cette femme était absolument la même que celle de la malade de M. Richet. Elle possédait une vulve bien conformée, mais sans vagin; « le vagin inférieur » lui-même manquait, et, si nous avons trouvé un infundibulum de 4 centimètres de profondeur à la place de ce conduit, ce n'est pas à dire pour cela que ce dernier existait, même à l'état rudimentaire, mais seulement que, sous l'influence des pressions exercées par des tentatives de coït réitérées pendant quarante ans, la vulve a été déprimée, repoussée en arrière. Cela est si vrai que le méat urinaire, suivant ce mouvement de refoulement, se trouve porté beaucoup plus loin en arrière qu'il ne l'est à l'état normal. Une disposition pareille tend déjà à se produire chez la malade de M. Richet, qui, pour avoir subi des approches moins fréquentes, a cependant déjà été soumise à plusieurs tentatives de coït, et dont le méat commence aussi à s'enfoncer derrière le pubis.

Avec une pareille similitude de conformation extérieure il me paraît difficile d'admettre que la disposition des organes intérieurs ne soit pas absolument la même chez ces deux sujets, d'autant plus que toutes les explorations ont donné des résultats identiques. C'est pourquoi M. Richet a eu raison de penser que, chez sa malade, l'utérus et « le vagin supérieur » font complétement défaut, et que la vessie ne se trouve séparée du rectum que par une mince couche de tissu celluleux, comme cela avait lieu chez le sujet de mon observation. Aussi a-t-il eu grandement raison de se refuser à entreprendre une opération qui aurait eu pour but de créer un vagin artificiel pour aller à la recherche d'un utérus qui doit être ou complétement absent ou représenté par une simple bandelette de 3 millimètres d'épaisseur, comme celle que l'on voit sur la pièce que je vous présente.

Quant aux ovaires, tout fait présumer qu'ils existent chez le sujet de M. Richet, comme chez le nôtre; mais on conçoit qu'ils aient échappé à toutes les explorations; d'abord, parce qu'il en est toujours ainsi à l'état normal et sain; puis, parce que, dans un cas pareil à celui qui nous occupe, ils peuvent, comme cela avait lieu chez le sujet que j'ai observé, être situés beaucoup plus haut qu'à l'état normal, et devenir ainsi complétement inaccessibles à tous les moyens d'investigation que l'on peut mettre en usage pour déterminer leur présence.

Ma malade n'a jamais été réglée, et elle a dit n'avoir jamais éprouvé aucun symptôme pouvant permettre de penser que, chez elle, l'acte de l'ovulation se fût produit, soit périodiquement, soit à des époques irrégulières. Toutefois, cette assertion ne saurait être admise d'une manière absolue; car, bien que la malade ait affirmé n'avoir jamais eu de phénomènes congestifs du côté du ventre, que l'on puisse attribuer à un molimen hémorrhagique, les traces de péritonites partielles trouvées autour des ovaires ne peuvent s'expliquer que par de fortes congestions survenues à des époques éloignées, congestions qui se sont certainement traduites par quelques troubles symptomatiques, indices d'un effort de menstruation dont la malade a perdu le souvenir.

En tout cas, ses ovaires existaient de façon à ne pas laisser le moindre doute sur la nature de son sexe. Ils doivent exister de même chez le sujet de M. Richet, et quoique cet individu soit, de par son vice de conformation, complétement incapable, non-seulement de concevoir, mais même de coopérer d'une façon satisfaisante à l'acte de la copulation, on doit cependant reconnaître que c'est une femme à laquelle rien ne nous autorise à refuser cette qualité de femme.

Ceci a une très-grande importance au point de vue du mariage. On comprend, en effet, que tous ceux à qui leur mauvaise chance a fait épouser une femme ainsi conformée n'aient pas autant de patience qu'en ont eu les deux maris de celle dont je viens de représenter les organes, et qu'ils fassent tous leurs efforts pour briser les liens qui les unissent à un tel individu. Malheureusement pour eux, la loi Française ne leur fournit aucun moyen de sortir d'une semblable situation. Redoutant le retour de scandales et d'abus dont les récits se retrouvent dans les anciennes chroniques, elle n'a pas voulu s'inquiéter des fins du mariage et s'est refusée à considérer l'impuissance comme pouvant être un obstacle à cette « union de l'homme et de la femme » qui ne peut être dissoute autrement que par la mort.

Cependant, les individus trompés dans leurs espérances conjugales ont pensé pouvoir sortir de ce cercle rigoureux qui les enserre, en cherchant à établir que l'individu auquel ils sont unis n'est pas une femme, et que, par conséquent, comme il y a eu de leur part « erreur sur la personne, » le mariage doit être déclaré nul.

Il est certain qu'une telle prétention doit être admise lorsque l'individu mal conformé présente, non pas seulement des organes imparfaits ou quelques-uns des attributs du sexe masculin, mais bien les organes distinctifs de ce sexe : des testicules, comme cela existe chez un sujet qui est actuellement dans le service de la clinique chirurgicale de l'Hôtel-Dieu, comme cela avait lieu chez l'individu connu sous le nom d'Alexina, qui a été disséqué par M. Goujon (1), et dont le sexe masculin avait été parfaitement reconnu pendant la vie par M. le docteur Chenest, de La Rochelle (2).

Mais il n'en pourrait être de même pour le sujet qui a servi de texte à la leçon de M. Richet, pas plus que pour celui dont je viens de donner l'observation, parce que les organes caractéristiques du sexe féminin, que j'ai rencontrés chez l'un, existent certainement au même titre chez l'autre, quoiqu'il ne soit pas possible de constater rigoureusement leur présence pendant la vie, cachés qu'ils sont, en pareil cas, dans les profondeurs du bassin.

La question est actuellement soumise aux tribunaux, dans un cas fort comparable à ceux que je viens de citer, à propos d'un individu dont les parties sexuelles sont décrites dans les termes suivants par un médecin, fort honorable et fort instruit, qui exerce dans une ville importante du midi de la France :

« Mme Justine X... a toutes les apparences d'une personne du sexe féminin. Les parties externes de la génération, mont de Vénus, grandes et petites lèvres, clitoris et ouverture du méat urinaire; tout est conformé comme chez la femme, mais *il n'y a pas de vagin* ou, du moins, ce conduit, *s'il existe,* est imperforé. Il suit de là que l'acte de la copulation *est impossible* et, par suite, *la fécondation.*

« *Les seins sont peu développés, le bassin peu large,* mais rien, du reste, ne rappelle le sexe masculin ni aucun de ses attributs. »

Cette affaire a été portée devant la Société de médecine légale qui, d'après un rapport très-sage et très-sensé de M. Dolbeau, a refusé de se prononcer sur la grave question qui lui était posée, ne trouvant pas, dans les pièces dont elle avait reçu communication, des éléments suffisants pour motiver une réponse aussi nette et aussi catégorique que celle qu'on lui demandait. Cependant, et tout en m'associant à la décision qui a été prise, j'ai du devoir émettre cet avis, qu'en cas pareil, si l'on tient compte d'une part du certificat ci-dessus, d'autre part des enseignements fournis par le fait que je viens de rapporter, et dont les pièces ont été mises sous les yeux de la Société, il y a lieu de supposer que Mme Justine X... est une

(1) *Journal de l'anatomie et de la physiologie normales et pathologiques* (1869, novembre et décembre).

(2) *Annales d'hygiène publique et de médecine légale,* 1860.

femme mal conformée et non pas un homme mal conformé, comme le prétend celui qui a intérêt à faire déclarer la nullité du mariage qu'il a contracté avec elle.

On pourrait bien encore, il est vrai, agiter la question de savoir si cette personne n'est pas un hermaphrodite, possédant d'un côté l'organe mâle : le testicule, et de l'autre l'organe femelle : l'ovaire, et il resterait au juge à déterminer quelle situation doit être faite à ces êtres *neutres*, qui, présentant à la fois les attributs des deux sexes, ne peuvent être franchement classés ni dans l'un ni dans l'autre. Mais, dans ce cas, une circonstance me paraît devoir faire repousser formellement cette hypothèse de l'hermaphodisme latéral, le seul qui doive être considéré comme un hermaphrodisme véritable, c'est que, dans toutes les observations où ce vice de conformation a été constaté par l'examen cadavérique, il est dit que les sujets avaient présenté un rudiment de membre viril fort apparent ; qui ne paraît pas exister chez la dame Justine X...

D'un autre côté, ce membre viril, plus ou moins imparfait, ne manque jamais

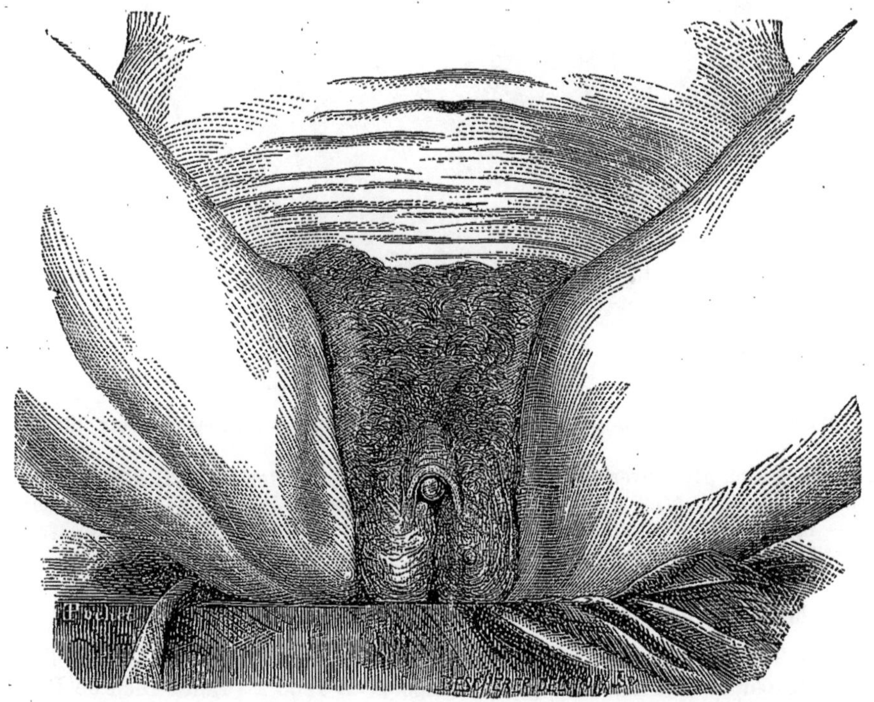

Marie-Madeleine LEFORT. — Aspect extérieur des organes génitaux.

chez les individus atteints d'hypospadias, qui ont pu, au moment de leur naissance et pendant les premières années de leur vie, être considérés comme appartenant au sexe féminin ; à l'exemple du sujet qui est actuellement à l'Hôtel-Dieu ; à l'exemple de celui qui a été autopsié par M. Goujon. Enfin, on l'a rencontré même, ou du moins on a trouvé un appendice analogue, formé par un clitoris tellement développé qu'il a pu être pris pour un membre viril, auquel ses dimensions lui ont permis d'être substitué dans l'acte de la copulation, chez des sujets appartenant manifestement au sexe féminin, comme l'examen anatomique l'a démontré. C'est ce qui existait

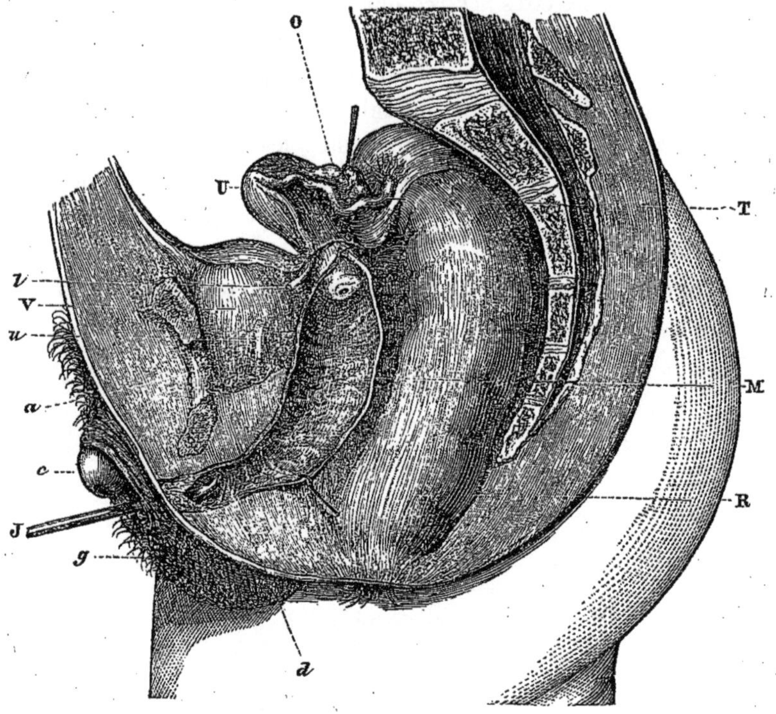

Marie-Madeleine LEFORT. — Coupe du bassin montrant les organes génitaux internes.

J, sonde passant par l'ouverture principale, au-dessous du clitoris (c), qui a l'apparence d'un membre viril. — M, vagin. — O, ovaires. — T, trompe. — U, utérus. — l, ligament rond. — V, vessie. — u, uretère ; d, orifice de l'urèthre. — R, rectum. — g, grande lèvre ; c, clitoris ; a, pubis.

chez J. Marzo, dont le professeur L. Crrechio, de Naples, a fait l'autopsie en 1865 (1). C'est ce qui existait également chez la célèbre Marie Madeleine Lefort, qui a été examinée par Béclard en 1815 (2) et autopsiée en 1865 à l'Hôtel-Dieu de Paris (3). J'emprunte au *Traité pratique des maladies des femmes* de Fletwood CHURCHILL,

(1) *Morgagni*, 1865, et *Annales d'hygiène publique et de médecine légale*, 1866.
(2) *Dictionnaire en 60 volumes*.
(3) *Bulletins de la Société anatomique*, 1865.

traduit par MM. A. Wieland et J. Dubrisay (1), les deux figures ci-contre, qui représentent l'aspect extérieur et la coupe des organes génitaux de ce sujet, qui était bien évidemment une femme, quoiqu'il possédât un certain nombre des attributs du sexe masculin (2).

Il peut bien se faire qu'un individu, chez lequel on trouve extérieurement les organes génitaux de la femme avec une vulve bien conformée, sans exagération du volume du clitoris, possède intérieurement des testicules, et doive être considéré comme un homme mal conformé plutôt que comme une femme mal conformée; mais le cas est extrêmement rare, et si les testicules ne sont pas situés dans l'épaisseur des grandes lèvres, rien ne pourra révéler leur présence à l'extérieur pendant la vie, et le véritable sexe de l'individu, ainsi conformé, ne pourra être reconnu qu'à la suite d'une autopsie faite avec le plus grand soin. Mais la science ne possède pas plus de deux ou trois faits de ce genre (3), tandis que ceux dans lesquels une conformation normale de la vulve, sans vagin ni utérus, a coïncidé avec la présence des ovaires, sont infiniment plus nombreux (4) et constituent véritablement la règle de ces cas anormaux.

(1) Paris, 1866, chez J.-B. Baillière et fils.

(2) Un confrère très-distingué, M. le docteur Bras, de Villefranche (Aveyron), m'a communiqué la photographie d'un dessin, ayant appartenu à Alibert, qui représente Marie-Madeleine Lefort à l'âge de 16 ans (1812). J'aurai certainement occasion de le publier un jour ou l'autre en le mettant en regard des figures contenues dans l'ouvrage de Churchill.

(3) La thèse de M. Lefort n'en contient que deux, ce sont les observations XV et XVI, citées comme exemples d'hermaphrodisme transverse.

(4) Des faits nombreux viennent à l'appui de cette manière de voir. Nous résumons ici quelques observations qui présentent la plus grande analogie avec celle que nous avons relatée.

A l'hôpital de la Charité, M. Briquet a fait l'autopsie d'une jeune fille présentant tous les attributs extérieurs de son sexe, sauf la menstruation, qui ne s'était jamais établie chez elle; le vagin se terminait par un cul-de-sac sans ouverture; l'utérus était représenté par une membrane peu épaisse, aplatie, étendue transversalement et se bifurquant à droite et à gauche. Les branches de bifurcation représentaient les trompes et les ligaments des ovaires, qui étaient devenus fibreux. (*Bulletins de la Société anatomique*, 1854.)

M. Gintrac, de Bordeaux, a observé une jeune fille de 18 ans qui n'avait jamais été réglée. Les organes génitaux externes étaient bien conformés; la vessie et le rectum étaient en contact immédiat. Il n'existait pas trace de vagin, ni d'utérus. Chaque ovaire, aplati, était bilobé; de chacun d'eux partait un cordon cylindrique qui se perdait dans le péritoine et représentait la trompe de Fallope. (*Gazette médicale*, 1861.)

Dans le journal *the Lancet* de 1840, se trouve l'observation d'une femme de 22 ans, atteinte d'aménorrhée, mais qui chaque mois éprouvait tous les phénomènes physiologiques de la menstruation, excepté l'écoulement de sang. Les organes génitaux externes étaient bien conformés: le vagin se terminait brusquement en cul-de-sac à un pouce et demi de la vulve. L'examen par le vagin et par le rectum ne permettait de constater aucun vestige d'utérus. — Dans ce fait, l'autopsie ne fut pas faite, mais les troubles périodiques mensuels qui survenaient ne peuvent laisser le moindre doute sur l'existence de l'ovaire.

Au musée anatomique de l'Université de Bologne, se trouvent les organes génitaux d'une femme morte à 27 ans, qui n'avait jamais été réglée, mais dont la menstruation était rempla-

Je me garderai donc bien de conclure qu'étant donné, un individu dépourvu de vagin, mais doué d'une vulve bien conformée, sans développement excessif du clitoris, comme la malade de M. Richet, comme la nôtre, comme Mme Justine X..., il y ait certitude absolue que cet individu appartient au sexe féminin ; mais je me crois autorisé à dire que, d'après les données scientifiques les mieux établies, il y a infiniment plus de raison de penser que cet individu est une femme mal conformée plutôt qu'un homme mal conformé. En tout cas, il est parfaitement certain que l'absence du vagin et même de l'utérus n'est pas un motif scientifique suffisant pour lui faire dénier sa qualité de femme, car les seuls organes véritablement caractéristiques du sexe féminin sont les ovaires, et leur situation est telle, qu'aucune exploration ne peut permettre assez sûrement de les atteindre pendant la vie, pour qu'une recherche infructueuse autorise celui qui s'y est livré à affirmer qu'ils n'existent pas.

cée par une épistaxis mensuelle. Les organes génitaux externes étaient bien conformés. L'ouverture du vagin n'existait qu'à l'état d'une petite dépression constituée par un petit repli de la peau. A l'autopsie, on ne trouva aucun vestige ni du vagin, ni du corps, ni du col de l'utérus, lequel était réduit à un cordon fibreux qui se terminait de chaque côté en se bifurquant : l'une des branches de bifurcation était la trompe de Fallope, l'autre le ligament de l'ovaire. Cet organe existait à droite et à gauche, dans sa situation normale.

Il serait facile d'énumérer de nouveaux exemples et de mentionner les cas relatés par Chaussier, Serres, Velpeau, MM. Bousquet, Puech, etc., et beaucoup d'autres observateurs. La plupart de ces faits se trouvent consignés dans l'intéressante *thèse d'agrégation* de M. Lefort ; nous nous bornons à les signaler : ceux dont nous venons de donner le résumé succinct suffisent pour établir la vérité de la proposition formulée par M. Gallard, à savoir que lorsqu'un individu présente les attributs extérieurs de la femme, et alors qu'on ne trouve chez lui ni utérus ni vagin, il y a lieu de penser qu'il appartient au sexe féminin et il convient de le considérer comme une femme mal conformée plutôt que comme un homme mal conformé. (Villard, *Revue photographique des hôpitaux de Paris*, juin 1870.)

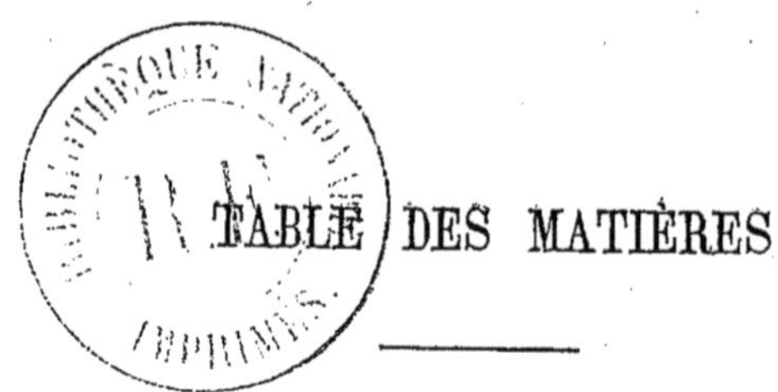

TABLE DES MATIÈRES

	Pages.
Troubles digestifs dus à l'alcoolisme	5
— Du rôle du professeur dans l'enseignement de la clinique	5
— Observation de gastrite alcoolique	7
— Action de l'alcool sur la muqueuse gastrique	9
— L'éther exerce le même effet	10
— L'alcool circule avec le sang	11
— Altérations du foie dues à la présence de l'alcool	12
— Traitement de l'alcoolisme	15
Sur le rétrécissement de l'œsophage	19
— Cancer de l'œsophage	20
— Rétrécissement inflammatoire ou fibreux	24
— Cathétérisme	26
— Gastrotomie (opération proposée par l'auteur)	30
Action du bromure de potassium dans le traitement d'un cas de chorée rhumatismale grave	33
— Observation	34
— Traitement par le chloroforme	37
— Action du bromure de potassium	38
De la vaccine	40
— L'inoculation variolique	41
— Découverte du cow-pox	42
— Éruption vaccinale régulière	43
— Éruption anomale	46
— La syphilis prétendue vaccinale	48
— Les maladies attribuées à la vaccine	53
— La vaccine animale	54
— Récolte et conservation du vaccin	58
Maladies des femmes (**Considérations historiques**)	61
— I. Période ancienne ou gréco-romaine	63
— II. Période du moyen-âge	67
— III. Période de renaissance	72
— IV. Période contemporaine	84

	Pages.
Hépatite et abcès du foie	95
— Symptômes de début	96
— Douleur de l'épaule droite	96
— L'ictère	98
— La pâleur ictérique	101
— Examen de l'hypochondre droit	103
— Difficultés du diagnostic	104
— Traitement de l'hépatite	106
— Les rechutes	107
— La suppuration	108
— Anatomie pathologique de l'abcès hépatique	110
— Influence de la dysenterie sur la production des abcès du foie	111
— Suppuration du foie dépendant de l'oblitération des voies biliaires	113
— Cicatrisation des abcès hépatiques	115
— Voies diverses par lesquelles le pus se fraye un passage à l'extérieur	116
— Pronostic suivant le lieu vers lequel le pus se dirige	120
— Diagnostic des abcès du foie	121
— Observation d'un cas d'abcès du foie guéri par la ponction	123
— Traitement	126
— Du choix à faire entre les larges incisions et les ponctions	128
Anatomie pathologique du phlegmon péri-utérin	130
— Le tissu cellulaire rétro-utérin	131
— Description d'une pièce d'anatomie pathologique présentée à l'Académie de médecine	133
Absence de l'utérus et du vagin (uterus deficiens)	135
— Description anatomique	136
— Inutilité et danger de l'intervention chirurgicale	139
— Applications à la médecine légale	140
— Les hermaphrodites	142

PARIS. — Typographie Félix Malteste et Cie, rue des Deux-Portes-Saint-Sauveur, 22.